MARGIT

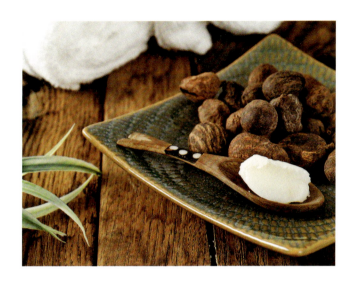

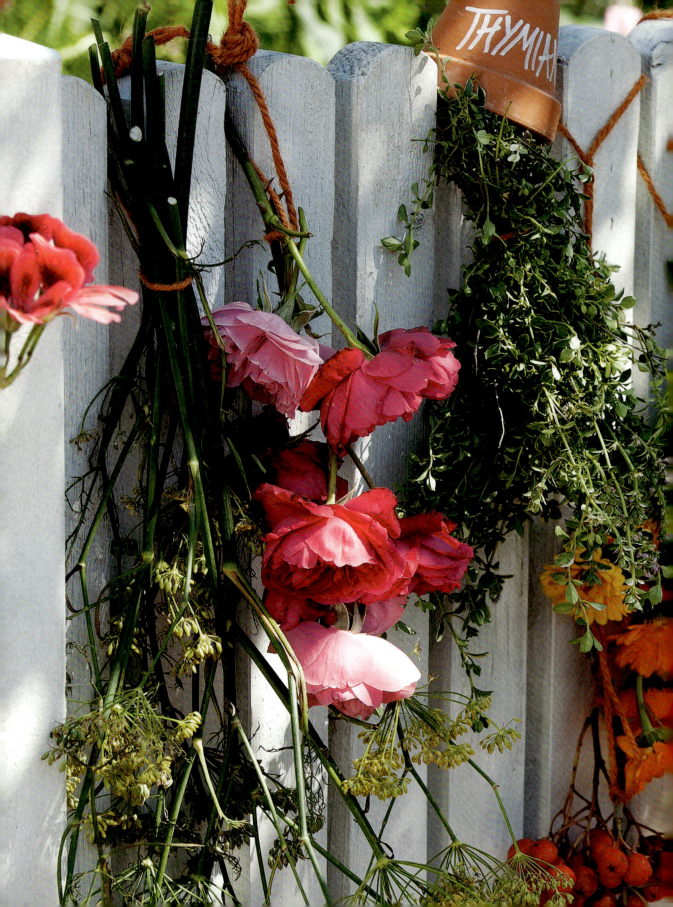

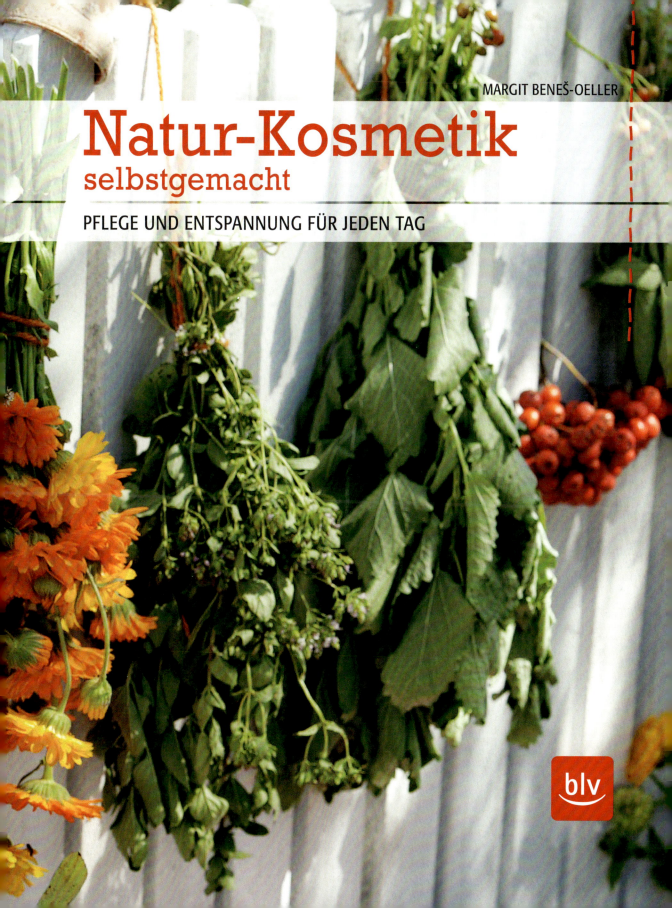

MARGIT BENEŠ-OELLER

Natur-Kosmetik
selbstgemacht

PFLEGE UND ENTSPANNUNG FÜR JEDEN TAG

blv

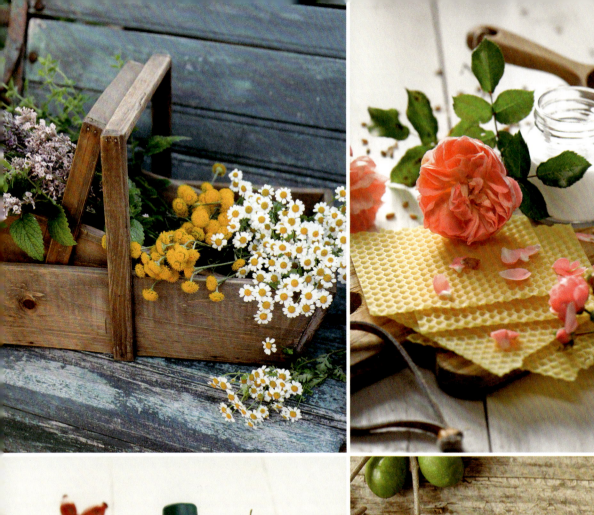
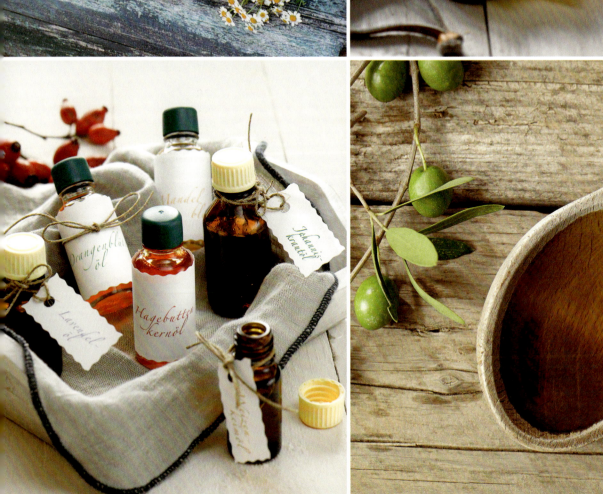

Inhalt

Schönheit aus der Natur — 7
- Warum Naturkosmetik? — 8
- Selbst gemacht — 12

Schön durch den Alltag — 25
- Die Hautsache — 26
- Reinigung für jeden Tag — 32
- Alltagspflege — 38
- Wellen und Dellen — 56

In letzter Minute — 61
- Morgendliche Muntermacher — 62
- Der perfekte Abend — 68

Nach einem langen Tag — 77
- It's been a long hard day — 78
- Aroma für jede Stimmung — 86
- Tun Sie sich was Gutes! — 90

Ein Verwöhn-Wochenende — 95
- Warum strahlen Sie so? — 96
- Porentief sauber — 102
- Massagen: Verwöhnung pur — 112

Schön durch die Jahreszeiten — 117
- Frühlingserwachen — 118
- Endlich Sommer — 124
- Herbstinspirationen — 136
- Wintersaison — 148

Stichwortverzeichnis — 156
Nützliche Adressen / Literatur — 158
Über die Autorin — 159

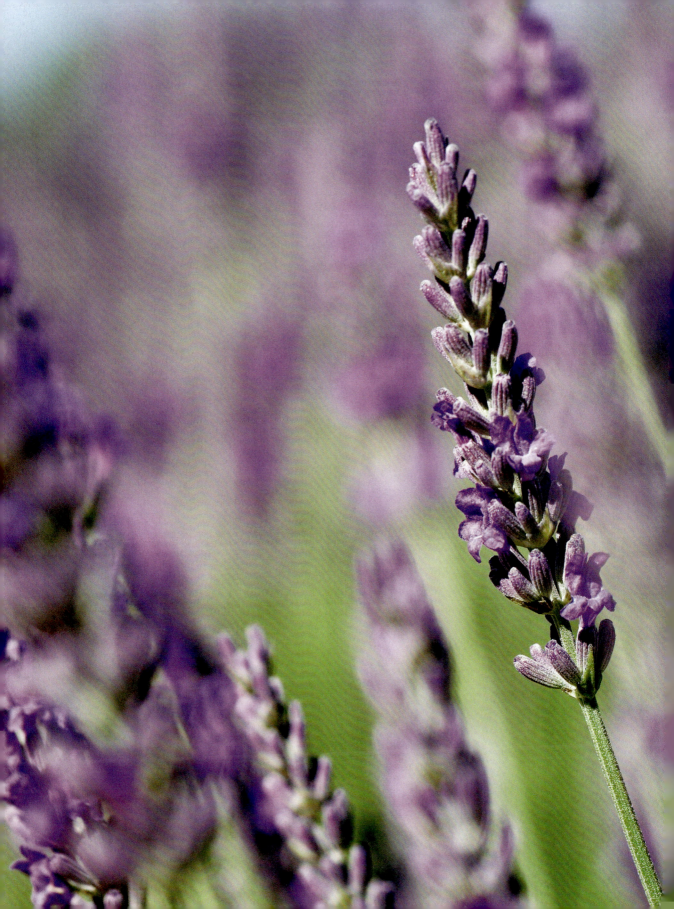

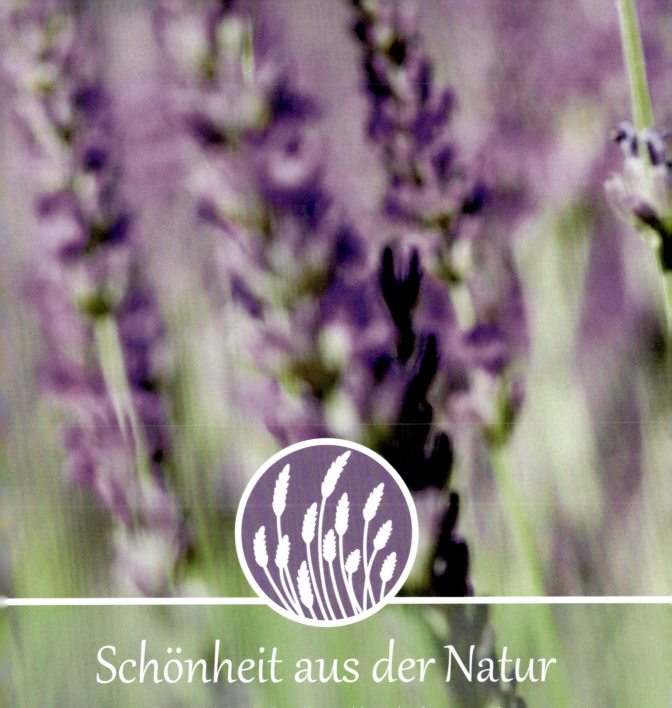

Schönheit aus der Natur

Wer aus natürlichen Rohstoffen Wohltuendes für Haut und Haar zubereiten möchte, für den bietet die Vielfalt der Natur beste Voraussetzungen, darin das eine oder andere Lieblingsrezept zu entdecken.

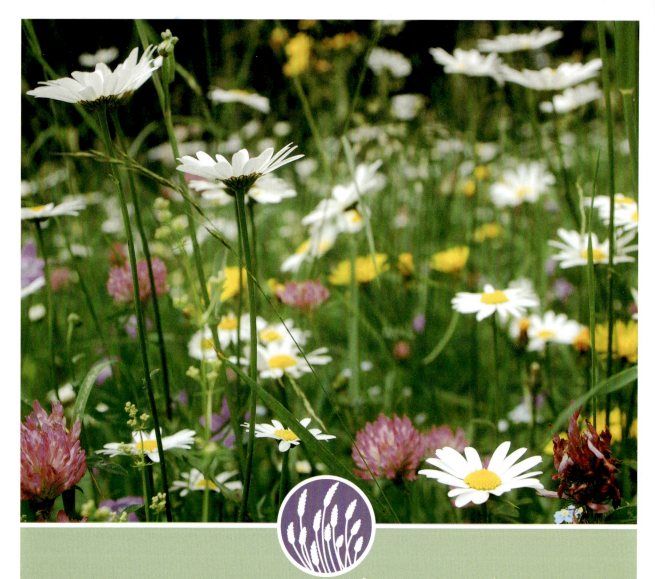

Warum Naturkosmetik?

Selbst wenn Schönheit im Auge des Betrachters liegt, ein natürlich gepflegtes Äußeres ist ganz klar von Vorteil. Der Homo sapiens ist ganz auf das Schema »erster Eindruck« ausgerichtet, gutes und gepflegtes Aussehen erhöht die Sympathiewerte und erleichtert das Miteinander. Ein ansprechendes Spiegelbild hilft, dass wir uns in unserer Haut sichtbar wohlfühlen.
Wie wir unseren Aufenthalt auf dem Planeten Erde gestalten, liegt zum Großteil an uns selbst. »Du bist, was du isst« ist keine Leerformel. Der Aufschwung von Bioprodukten, Bekleidung mit Ökosiegel, Drahteseln oder Hybridautos macht klar: Im Einklang mit der Natur zu leben, hat etwas für sich und ganz besonders gilt dies im Zusammenhang mit der Körperpflege. Natürliche Produkte für Haut und Haar schonen die Umwelt und tun uns gut.

Aus Garten und Küche

Auf jeder Fensterbank geben sich Schönheitskräuter, wie Basilikum, Rosmarin oder Thymian und Salbei ein Stelldichein. Mohn, Honig, Öl und Früchte wie Erdbeeren, Bananen oder Zitronen sind in jeder Küche zu finden. Wohltuend frisch, eignen sie sich bestens, um Pflegeprodukte einfach, natürlich und in Eigenregie herzustellen.
Selbst gemachte Kosmetik mit den pflanzlichen Wirkstoffen von Kräutern, Blüten und Früchten bietet eine Menge Vorteile: Sie ist naturbelassen, besitzt hohen Nährwert, ist unraffiniert, frei von Tierversuchen, Konservierungsstoffen und Zusätzen. Bereits das Sammeln der Inhaltsstoffe und das Zubereiten der Produkte macht Spaß. Mit selbst gemachten Rezepten, inspiriert von der Natur, lässt sich Kosmetik im wahrsten Sinne des Wortes naturnah herstellen.

Zurück zu den Wurzeln

Die Geschichte von Mensch und Pflanzen ist eng miteinander verwoben. Schon vor Jahrhunderten machten unsere Ahnen sich Pflanzenwirkstoffe für Gesundheit und Schönheit zunutze. Und das Wissen um die Wirksamkeit einzelner Pflanzen ist heute gefragter denn je.

Rohstoffe einst und heute

Ob Öl, Fett, Wachs, Kräuterextrakt oder ätherisches Öl – die Urkraft vieler natürlicher Wirkstoffe gilt es wiederzuentdecken und zu nutzen. Dass diese biologisch im schonenden Umgang mit nachwachsenden Ressourcen angebaut werden, ist klar. Aber auch der Transportweg einzelner Wirk- und Rohstoffe sowie die Art ihrer Gewinnung dürfen nicht vernachlässigt wer-

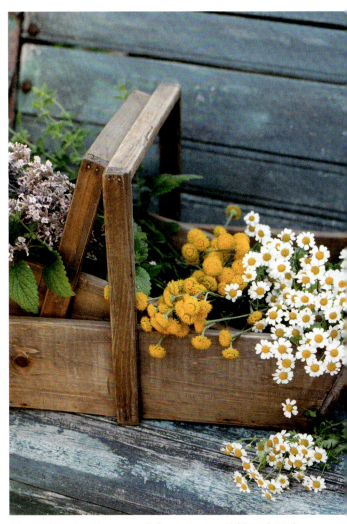

Oben Wo das Gute so nah liegt: Garten, Feld und Küche liefern viele Rohstoffe für Naturkosmetik.

den. Allerdings müssen wir feststellen, dass heimische Pflanzen kaum ähnliche Produkte wie Sheabutter, Kakaobutter, Palmöl und Kokosöl liefern. Unsere Vorfahren verwendeten noch Butter und Sahne, Ziegen- und Schafmilch. Als Salbengrundlage diente Schweineschmalz und Bienenwachs. Die heimischen Fette in fester Form stammten also alle von Tieren. Früher gebräuchliche Saatöle wie Hanföl, Rapsöl und Mohnöl weisen starke Eigengerüche auf, das ist nicht jedermanns Sache.

Schönheit aus der Natur

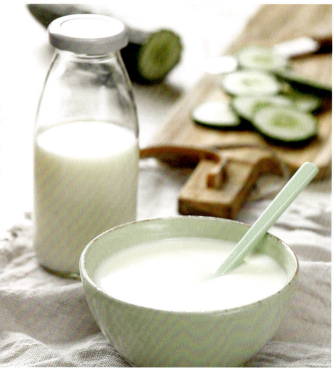

Oben Bei der Auswahl der Rohstoffe sind das eigene Gewissen, die Bedürfnisse sowie die Sinne gefragt.

Vorsicht Allergie!

Die Internationale Nomenklatur für kosmetische Inhaltsstoffe INCI listet weltweit über 600 Pflanzenwirkstoffe auf: Regelwerke für handelsübliche Kosmetikpräparate definieren Inhaltsstoffe, ihre Höchstgrenzen und wo Warnhinweise kleben müssen. Kosmetikverpackungen verraten uns, welche Substanzen wir unserer Haut zumuten.

Ob ätherische Öle, fette Öle, Gerbstoffe, Schleimstoffe oder Stärke – wegen der strengen Reinheitsanforderungen und Markterfordernisse werden viele Pflanzenwirkstoffe heute synthetisch hergestellt. Vor allem die darin enthaltenen Duft- und Konservierungsstoffe können Allergien auslösen. Bei Naturkosmetik setzen Hersteller auf natürliche Konservierungsstoffe.

Kosmetikrohstoffe liefert auch das Tierreich in Form von Eiweiß, Gelatine, Hirschtalg, Honig, Lebertran, Schweineschmalz, Wachs oder Wollwachs. Obwohl sie natürlicher Herkunft sind, können auch diese Grundstoffe hautreizend wirken. Da ist es gar nicht so verkehrt, regelmäßig Karottensaft zu trinken, dessen Inhaltsstoffe entgiftend auf Leber, Blut und Verdauungstrakt wirken. Und das gilt auch für Gurkensaft, der Blut und die Nieren von Säuren und anderen Giftstoffen reinigt.

In vielen Naturkosmetikprodukten sind ebenfalls Konservierungsstoffe enthalten, allerdings auf natürlicher Basis.

Über zwei Jahre haltbar?

Ohne Konservierungsstoffe wären Cremes oder Shampoos im Regal schon bald so stark mit Keimen belastet, dass sie als gesundheitsgefährdend eingestuft werden müssten. Wenn ein Kosmetikprodukt also 30 Monate haltbar ist, sollte Ihnen das zu denken geben. Rund ein Drittel der Pflege- und Kosmetikprodukte auf dem deutschen Markt enthält heute hormonell wirksame Chemikalien. Manche kosmetische Substanzen, wie Parabene, stehen unter dringendem Verdacht, unserer Gesundheit zu schaden.

Individuell gemischt

Natürliche Rohstoffe sind das Fundament für die Naturkosmetik. Doch auch deren Verträglichkeit für die eigene Haut ist bedeutsam. Bei selbst hergestellten kosmetischen Produkten bestimmen nur Sie, was in welcher Qualität ver-

Nicht ganz ohne Risiko

Wichtiger Hinweis

Wird ein kosmetisches Produkt beziehungsweise ein Inhaltsstoff nicht vertragen, kann es zu Hautirritationen, Rötungen, Allergien und Mitesserbildung kommen. Außerdem sind fototoxische und fotoallergische Hautreaktionen möglich, die erst mit UV-Strahlung der Sonne entstehen.

Pflanzliche Grundstoffe sind natürlich, damit aber nicht ausnahmslos verträglich, denn je nach Hauttyp ruft das eine oder andere Produkt möglicherweise Hautirritationen hervor. Bei neuen Produkten ist deshalb immer ein wenig Sorgfalt und Vorsicht geboten. Erst einmal wird die neue Creme oder das neue Waschgel deshalb an einer Stelle am Arm ausprobiert. Oft spürt man schon bei der ersten Anwendung, ob das Produkt der Haut guttut oder nicht. Warten Sie trotzdem noch einige Tage ab. Zeigen sich keine allergischen Reaktionen, ist das Produkt genau richtig!

Kein Risiko eingehen

Bei Hautproblemen, Muttermalen oder starken Pigmentflecken halten Sie bitte jährlich Rücksprache mit Ihrem Facharzt. Hautkrankheiten sollten Sie nie selbst behandeln – auch nicht mit natürlichen Pflegemitteln!

---

wendet wird. Wer möchte, der verwendet ätherische Öle – für betörende Düfte und eine effiziente und gleichzeitig sanfte Wirkung. Wer Kosmetik ohne Duft bevorzugt – kein Problem! Bei selbst gerührten Produkten kommen dann auch keine ätherischen Öle dazu. Weniger ist mehr! Und je weniger Inhaltsstoffe, desto geringer ist die Wahrscheinlichkeit, dass Hautirritationen auftreten.

Ganz wichtig ist gerade bei der Herstellung von Naturkosmetika ein hygienisches Arbeiten, und wenn die Cremes, Lotionen & Co. fertig sind, müssen Tuben und Tiegel gut verschlossen werden, dann nämlich reduziert sich die Keimbelastung aus der Luft. Wenn Sie cremige Produkte in Tiegel füllen, sieht ein Spatel zum Entnehmen nicht nur edel aus, sondern trägt ebenfalls zur Hygiene bei. Und damit alles gelingt und die Produkte Ihren Zweck erfüllen sollten Sie immer daran denken: Gehen Sie entspannt und mit guten Gedanken ans Werk!

Einfach schön

Wer neue Produkte ausprobieren, Alternativen für sich finden möchte – und damit gleichzeitig auch etwas für Natur- und Tierschutz machen will, ist bei selbst gemachter Naturkosmetik gut aufgehoben.

Wohltuend und schön, bieten Ihnen die individuell passenden Basis-Rezepte in diesem Buch die Gelegenheit, ohne viel Aufwand mit Kräutern und frischen Lebensmitteln auf Ihre persönlichen Bedürfnisse einzugehen. Für uns alles Gründe, um selbst genussvoll und freudvoll zu rühren!

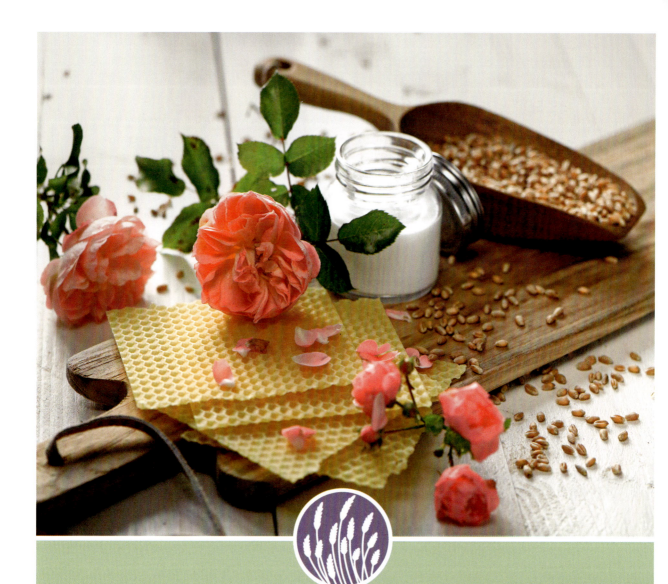

Selbst gemacht

Von Kleopatra im alten Ägypten, über die schöne Helena im antiken Griechenland, die bezaubernden Vestalinnen im Imperium Romanum, bis hin zu den Mode-Ikonen Coco Chanel oder Kate Moss – sie alle hatten und haben ihre geheimen Schönheitsrezepte. Was in früheren Zeiten ausprobiert und unter der Hand besorgt wurde, erscheint uns manchmal amüsant bis abenteuerlich. Mit dem heutigen Wissen darüber, wie natürliche Inhaltsstoffe von Kosmetika wirken, ist es gar nicht schwer, das eigene Geheimrezept für ein blendendes Aussehen zu kreieren.

Kein Wunder, dass viele Frauen heute auf Naturkosmetik schwören. Sie schummelt kleine Fehler weg, lässt uns strahlen und uns unserem Schönheitsideal näher kommen. Und auch die Männerwelt entdeckt diese Art der Kosmetik für sich.

Das sollten Sie wissen

Pflegende Kosmetik kurbelt die Zellregeneration in der Haut an und wirkt so Alterserscheinungen entgegen. Die Haltbarkeit der Produkte ist dabei von Rezeptur und Zutaten abhängig. Jedes Produkt ist nur so gut wie seine Bestandteile. Je mehr Wasseranteil und je mehr Kontakt zur Luft, desto kürzer ist die Lebensdauer. Kleinere Öffnungen von Tuben oder Flakons reduzieren sowohl die Oxidation als auch die Entwicklung von Bakterien. In Spendern hält sich die flüssige Seife, Creme oder Lotion deshalb länger als in anderen Gefäßen.

Achten Sie bei der Arbeit immer auf Sauberkeit. Das fängt an mit der Desinfektion von benötigen Geräten und der Arbeitsplatte mit Alkohol. Manche Cremes sind für einen Spender zu sämig. Dann kommen Glasverpackungen mit etwas größeren Öffnungen ins Spiel. Die Creme kann dann mit Stäbchen oder Spatel entnommen werden.

Dass die Hände gründlich gesäubert werden, ist klar, daneben müssen aber auch die verwendeten Cremedöschen, -tiegel und -spender ganz sauber sein. Werden Gefäße wiederverwendet, ist es sinnvoll, sie aus hygienischen Gründen zuvor auszukochen.

Immer schön frisch bleiben

Die Vorarbeiten sind nun erledigt und die Creme, Lotion oder Seife fertig gerührt. Mit einem Spatel füllen Sie jetzt die Masse in ein kleines Gefäß, das erst verschlossen wird, wenn das Produkt völlig erkaltet ist. So kann sich nämlich kein Kondenswasser an der Deckelinnenseite bilden, das ansonsten ein guter Nährboden für Keime ist.

Für eine gute Haltbarkeit ist auch eine dunkle Lagerung sinnvoll. Glasgefäße für Kosmetika gibt es zum Beispiel auch in dunklem Glas, außerdem können alle Produkte in einem Schrank aufbewahrt werden. Auch wenn die Palette an Tiegeln, Fläschchen und Spendern schön anzusehen ist – sie halten sich im Dunklen länger.

Nicht zuletzt sollten Sie bei der Herstellung Ihrer Naturkosmetik immer hochwertige und frische Kräuter und Grundstoffe verwenden. Am besten ist es natürlich, wenn Sie die Kräuter frisch aus dem Garten oder von einem Spaziergang mit nach Hause bringen und gleich verarbeiten. Aber nicht immer hat man dazu Gelegenheit. Wenn Sie die Grundsubstanzen kaufen müssen, lassen Sie sich in einer Apotheke oder einem Reformhaus beraten und achten Sie schon beim Einkauf auf das Haltbarkeitsdatum.

Das brauchen Sie

1 Feinwaage mit 1-g-Skala | 2 feuerfeste Bechergläser mit 250-ml-Skala | 1 feuerfestes Becherglas mit 100-ml-Skala | 1 Kosmetikthermometer 110 °C | 2 Glasstäbe zum Rühren | einige Plastikspatel | 70-prozentiger Alkohol zum Reinigen der Gläser und zum Desinfizieren der Arbeitsgeräte

Das Handwerkszeug gehört zur Grundausstattung. Außerdem sollten Sie sich immer Zeit nehmen und in Ruhe arbeiten. Das Verwöhnprogramm »Kosmetik« beginnt nämlich schon beim Mischen und Zubereiten. Es soll Spaß machen und den mitunter anstrengenden Alltag mal vergessen lassen. Schönheit kommt bekanntlich ja auch von innen und das heißt nichts anderes als von einem zufriedenen Gemütszustand.

Salben & Co.

Es gibt verschiedene Grundstoffe für kosmetische Produkte. Sie lassen sich als reine Öle, als Salben (Creme, Gel, Paste) und Lösungen (Hydrolate, Tinkturen, Teemischungen) zubereiten. Sie unterscheiden sich in ihrer Konsistenz, sind aber allesamt äußerst wirksam, ob nun destilliert, extrahiert, gemischt, gepresst, geschmolzen oder verrieben. Genau genommen ist der Begriff Salbe ein Überbegriff für Gele, Cremes und Pasten. Als Grundlagen für eine Salbe dienen unterschiedliche Emulsionstypen, denen ganz individuell Wirkstoffe zugemischt werden. Eine Salbe ist immer eine halbfeste Zubereitung.

Eine fettige Grundlage und verschiedene Wirkstoffe sind die Basis für Salben. Einphasige Salben sind halbfette Zubereitungen aus Grundsubstanzen wie Öl, Fett und Wachs. Bei mehrphasigen Salben handelt es sich um Wasser-in-Öl-Emulsionen (W/O) und Öl-in-Wasser-Emulsionen (O/W).

Grundrezept Einphasige Salbe

10 g frische oder 5 g getrocknete Blüten, Blätter, Wurzeln | 50 ml Öl | ca. 4 g ungebleichtes naturreines Bienenwachs | 20 – 30 Tropfen ätherische Öle nach Bedarf

1 Blüten, Blätter oder Wurzeln der ausgewählten Heilpflanzen in ein hitzebeständiges Glas geben und mit Öl übergießen, im Wasserbad auf max. 70 °C erwärmen. Blüten 10 Minuten, Kräuter 30 Minuten, harte Wurzeln 60 Minuten bei 70 °C unter regelmäßigem Umrühren ziehen lassen. Über Nacht stehen lassen.

2 Das Öl filtern, mit Wachs im Wasserbad unter ständigem Rühren erhitzen bis alles gelöst ist. Die Mischung abkühlen lassen, bis sie handwarm ist. Gegebenenfalls ätherische Öle dazu.

3 Die Salbe in einen Cremetiegel geben und mit einem sauberen Tuch abdecken. Nach dem Erkalten das Tuch abnehmen und den Tiegel mit dem Deckel verschließen und beschriften. Richtig aufbewahrt kann die Salbe ein bis zwei Jahre gelagert werden.

Gele und Pasten

Gele werden aus Quellstoffen und Wasser und verschiedenen Wirkstoffen zubereitet und sind frei von Fetten. Für eine häufige Anwendung sind sie nicht so gut geeignet, weil sie die Haut austrocknen, aber zum Duschen oder auch als Shampoos können Sie Gele durchaus verwenden. Für die gelartige Konsistenz ist immer ein Gelbildner verantwortlich. Auf pflanzlicher Basis sind da Agar-Agar, Carrageen, Guarkernmehl, Pektin, Stärke und Traganth zu nennen. Auch Xanthan ist ein natürlicher Gelbildner, der sehr oft in der Kosmetikherstellung verwendet wird. Es gibt verschiedene Empfehlungen, wie die Gelbildner eingesetzt werden. Wird Guarkernmehl in der Wasserphase kurz aufgekocht, geliert es beispielsweise rascher. In etwas Alkohol lösen sich die Substanzen gut auf, mitunter reicht auch ein Erwärmen auf 50 °C aus. Ganz gleich ob der Gelbildner mit oder ohne Alkohol aufgelöst wird, zur Klümpchenbildung darf es nicht kommen. Und da leistet ein Milchaufschäumer gute Dienste.

Pasten sind schwerer streichfähig als Salben und enthalten im Gegensatz zu ihnen mehr feste, pulverförmige Stoffe.

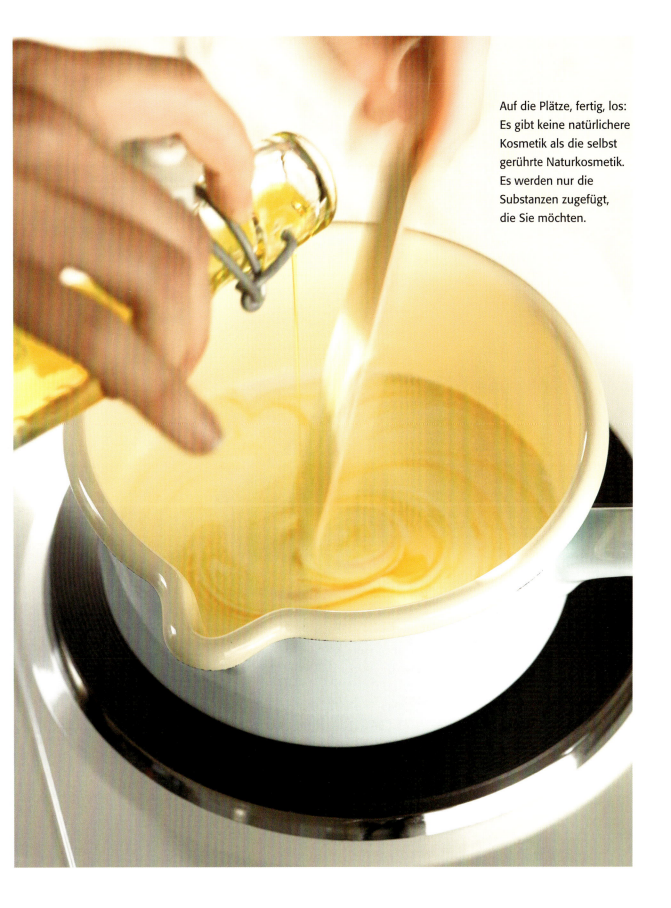

Auf die Plätze, fertig, los: Es gibt keine natürlichere Kosmetik als die selbst gerührte Naturkosmetik. Es werden nur die Substanzen zugefügt, die Sie möchten.

Schönheit aus der Natur

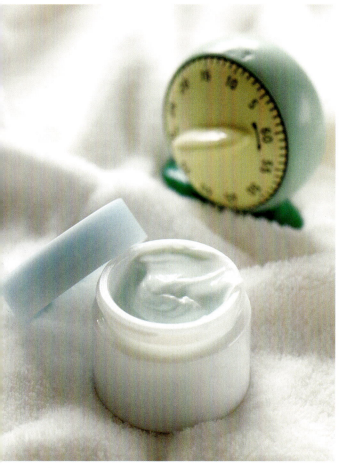

Zwei Grundrezepte für Balsam

Variante 1

10 g Bienenwachs | 100 ml Bio-Kokosöl | 36 ml Mandelöl | 20–30 Tropfen ätherische Öle

1 Bienenwachs im Wasserbad schmelzen, Kokos- und Mandelöl zugeben, auf 40 °C abkühlen lassen.
2 Ätherische Öle einrühren, in Tiegel abfüllen und beschriften. Der Balsam ist etwas ein Jahr haltbar.

Variante 2

72 ml Kokosöl | 50 g Sheabutter | 70 ml Wildrosenöl (wahlweise Kräuterauszugsöle wie Ringelblumenöl, Lavendelöl, Johanniskrautöl) | 20–30 Tropfen ätherische Öle nach Bedarf

1 Kokosöl sanft schmelzen, Sheabutter und Öl einrühren bis alles geschmolzen ist.
2 Ätherische Öle nach Bedarf zufügen. In Tiegel abfüllen und beschriften. Der Balsam ist etwa ein Jahr haltbar.

Oben Der eigene Wellness-Salon hat immer offen, auch wenn die Kinder schlafen und die Arbeit ruht.

Balsam

Ein Balsam ist nichts anderes als eine fette Salbe. Öl, ganz wenig Bienenwachs und Fett, wie Lanolin, sind die Grundsubstanzen zum Beispiel in Lippenpflegestiften. Lanolin gibt es mit Wasser und ohne Wasser zu kaufen. Dann wird die Substanz als Lanolin anhydrid bezeichnet. Harze und ätherische Öle können ganz nach Bedarf und für ein spezielles Thema zugemischt werden.

Cremes und Lotionen

Damit Cremes nicht einen so starken Fettfilm auf der Haut hinterlassen, trotzdem aber nährend und pflegend wirken, enthalten sie neben der sogenannten Fettphase auch eine Wasserphase. Bei Lotionen ist das genauso, sie sind nur flüssiger und lassen sich großflächig zum Beispiel als Körperlotion gut verteilen.

Selbst gemacht

Als Öl-in-Wasser-Emulsionen (O/W) oder Wasser-in-Öl-Emulsionen (W/O) enthalten sie weniger Fett und immer einen Emulgator, damit eine homogene Substanz entsteht.

Bei einer Öl-in-Wasser-Emulsion (O/W), die bei fettiger Haut in Tagescremen, Tages- und Körperlotionen angesagt ist, sind feinste Öltröpfchen in Wasser verteilt. Bei Wasser-in-Öl-Emulsionen (W/O) ist Wasser in Öl verteilt, wie das auch bei Butter der Fall ist. Trockene und fettarme Haut verlangt nach dieser Grundlage für Nacht-, Regenerativ-, Aufbaucreme für untere Hautschichten oder auch Augencreme.

Fett- und Wasserphase sind wichtige Begriffe bei der Zubereitung kosmetischer Produkte. Als Fettphase dienen Pflanzen- oder Auszugsöle, Emulgatoren und Konsistenzgeber. Die Wasserphase besteht aus Pflanzenaufguss (Tee), Hydrolat oder gereinigtem Wasser. Die beiden Phasen werden bei ca. 60–76 °C durch ständiges Rühren miteinander vermischt.

Emulgatoren

Wasser und Öl sind nicht mischbar. Damit das trotzdem funktioniert, gibt es Emulgatoren. Ihr hydrophiler (wasserliebender) und ihr lipophiler (fettliebender) Teil können Wasser und Öl verbinden. Dass nur Emulgatoren auf pflanzlicher beziehungsweise natürlicher Basis in der Naturkosmetik Verwendung finden, versteht sich von selbst. Sie können diese Emulgatoren auswählen:

Emulsan ist ideal für Öl-in-Wasser-Emulsionen für trockene und feuchtigkeitsarme Haut.

Cetylalkohol verbessert die Stabilität der Emulsion.

Lamecreme ist besonders für trockene, fettarme Haut einsetzbar.

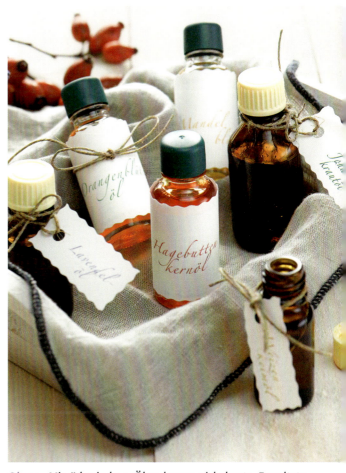

Oben Mit ätherischen Ölen lassen sich beste Resultate erzielen. Gleichzeitig lösen Duftstoffe auch Allergien aus.

Lanolin kann die zwei- bis dreifache Menge seines Gewichtes an Wasser aufnehmen.

Lecithin Super oder Fluid-Lecithin Super ist der pflanzliche »Notfall-Emulgator« für kalt und warm gerührte Cremes, sowohl für W/O wie O/W bei vorwiegend trockener Haut.

Tegomuls ist gut mit Emulsan mischbar und für rasch einziehende Cremes das Mittel der Wahl. Ideal ist Tegomuls für Emulsionen mit hohem Wassergehalt, weil es viel Wasser binden kann.

Schönheit aus der Natur

Wenn beim Auftragen ein weißer Film entsteht, der schwer einzieht, lässt man die Creme einfach noch vier bis fünf Tage ruhen.

Wichtige Helfer in Cremes sind daneben Lecithine. Liposome bringen wasserlösliche Wirkstoffe (Collagen, Feuchthaltesubstanzen, Pflanzenextrakte, Vitamine) durch die Hornschicht in tiefere Epidermisschichten.

Grundrezept Gesichtscreme

7 Bienenwachskügelchen oder 2 g Bienenwachs | 12 g Sheabutter | 15 ml Pflanzenöl | ½ TL Lamecreme | ½ TL Emulsan | 15 ml Rosenhydrolat oder auch Lavendelhydrolat | einige Tropfen Sanddornöl | ca. 15 Tropfen hochwertige ätherische Öle, wie Nachtkerzenöl

1 Ölphase: Bienenwachs im Wasserbad schmelzen. Danach Sheabutter und Öl zugeben und bis ca. 60 °C erhitzen.

2 Wasserphase: Lamecreme und Emulsan mit dem Hydrolat auf ca. 60 °C erhitzen. Aus dem Wasserbad nehmen und sofort mit dem Mixer auf höchster Stufe mixen.

3 In diese cremige Textur der Wasserphase die Ölphase einfließen lassen, ständig rühren bis alles nur mehr lauwarm ist.

4 Sanddornöl und die ätherischen Öle zugeben, durchrühren und für ca. zwei Stunden in den Kühlschrank stellen.

Diese Creme hält ohne Konservierungsstoffe bei Zimmertemperatur etwa zwei Monate.

Die Kraft der Pflanzen

Die Basis bei der Herstellung von Naturkosmetik sind die Grundsubstanzen, die verschiedentlich

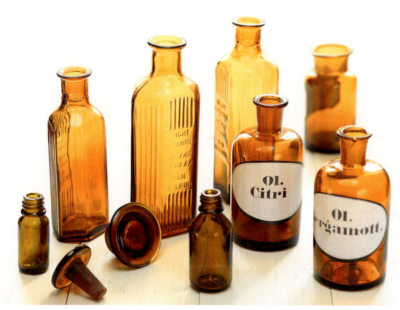

Oben Hochwertigste und reinste Wirkstoffe verlangen nach Abdunkelung und Kühle.

zusammengemischt werden. Jetzt kommt die ganz individuelle Note hinzu, und zwar mit den unterschiedlichen Auszugsölen, Abkochungen, Mazeraten, Hydrolaten, mit deren Hilfe wir die Inhaltsstoffe aus Kräutern extrahieren können. Sie werden den Rezepten zugefügt und geben dem Produkt die eigentliche Bestimmung. Beruhigend, harmonisierend, anregend vitalisierend – das alles und noch viel mehr steckt in Pflanzen.

Wässriger Kräuterauszug

Ein wässriger Kräuterauszug ist eigentlich nichts anderes als ein Tee. Dazu wird eine Handvoll Blätter oder Blüten mit kochendem Wasser übergossen. 10–20 Minuten muss der Tee ziehen, dann seiht man das Kraut mit einem Kaffeefilter ab. Solche Kräuterauszüge sind gut für Kompressen, um die Haut zu beruhigen oder auch zu erfrischen, je nachdem, welche Pflanze Sie für den Tee wählen.

Abkochung

Die Abkochung ist das Mittel der Wahl, um aus Pflanzenteilen mit hohem Bitter- und Gerbstoffgehalt Inhaltsstoffe zu gewinnen. Beinwell ist ein gutes Beispiel dafür, denn die Kraft der Pflanze steckt in der Wurzel. Kühlende und heilende Cremes und Gele können aus einer Beinwellabkochung hergestellt werden. Die getrockneten Wurzeln und Pflanzenteile werden dazu einfach mit kaltem Wasser übergossen und langsam erhitzt. Nach fünf Minuten Kochzeit wird filtriert.

Kräuter-Ölauszüge (Mazerate)

Mazerate (lat. *macerare* einweichen) sind sogenannte Kaltauszüge, bei denen getrocknete oder angetrocknete Pflanzenteile in Öl ausgezogen werden und so ihre Wirkstoffe abgeben. Wichtig ist es, die Pflanzenteile gut einen Zentimeter mit Öl zu bedecken, um Schimmel vorzubeugen. Der Ansatz wird luftdicht mit Klarsichtfolie verschlossen und an einen sonnigen Platz gestellt. Nach drei Monaten kann filtriert werden. Johanniskrautöl, Ringelblumenöl oder Beinwellöl können Sie auf diese Weise ganz einfach selbst herstellen und später für Cremes, Salben und Lotionen verwenden.

Alkoholische Auszüge

Tinkturen, Essenzen, Extrakte – das alles sind alkoholische Auszüge. Alkohol öffnet die Poren, wodurch die Wirkstoffe schneller in die Haut eindringen können. Hier werden die Wirkstoffe von Pflanzen in Alkohol (Bio-Obstler oder Weingeist) über zehn Tage ausgezogen. Tinkturen werden für spezielle Problembereiche verwendet, wenn eine höhere Konzentration der Wirkstoffe von Nöten ist. Für Gesichtswasser- und -lotionen, dient sie aber auch zum Konservieren wasserhaltiger Cremes.

Ätherisches Öl

Wunderbar duften sie, die ätherischen Öle, und sind zugleich hochwirksame Heilmittel. Sie enthalten die fettlöslichen und leicht flüchtigen Inhaltsstoffe einer Pflanze. Lavendel, Rose, Zitrone, Rosmarin und viele andere Gewächse sind besonders stark mit ätherischen Ölen angereichert.

Als Nebenprodukt bei der Gewinnung fallen Hydrolate an, also die wasserlöslichen Wirkstoffe der Pflanzen, und ca. 0,5 Prozent ätherisches Öl. Diese »reinen« Pflanzenwässer sind

Schönheit aus der Natur

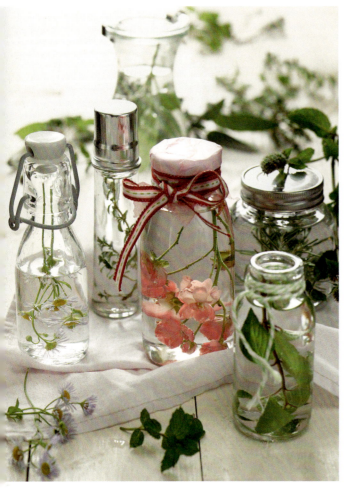

Oben Die konzentrierte Kraft von Heilpflanzen steckt in ätherischen Ölen und in Pflanzenauszügen.

aus der Gesichtspflege und Cremeherstellung kaum wegzudenken und leider nur begrenzt haltbar. Aroma- oder Duftwässer hingegen sind meist nicht destilliert und oft synthetisch hergestellt.

Hydrolate lassen sich aus Blüten, aber auch Kraut, Wurzel, Rinde und Harz gewinnen und besitzen eine starke, gleichzeitig aber sanfte Heilwirkung. Sie können als Gesichtswasser, Badezusatz, Rasierwasser, für Peelings, Shampoos und noch mehr verwendet werden.

Flüssige Kostbarkeiten

Es ist zwar nicht schwer, ein Hydrolat herzustellen, erfordert aber neben Geduld und Übung vor allem sauberes Arbeiten, hochwertiges Pflanzenmaterial und eine geeignete Pflanzen-Destille, die mit weichem, nicht kalkhaltigem Wasser gefüllt wird. In deren Aromakorb kommt klein geschnittenes Pflanzenmaterial, bevor die Destille zusammengesteckt wird. Bei gleichmäßiger, mittlerer Hitzezufuhr durchdringt der heiße Wasserdampf die Kräuter und entnimmt Wirkstoffe und ätherische Öle. An der gekühlten Kuppe staut sich der heiße Kräuterdampf, kühlt ab, wird wieder flüssig und sammelt sich als Hydrolat in der vorbereiteten Flasche. Besonders schön ist das bei der Destillation von Schafgarbe zu sehen, weil das ätherische Öl dieser weißen Zauberpflanze tief blau ist.

Das steckt in Pflanzen

Bäume, Sträucher und Kräuter – jede Pflanze birgt eigene Kräfte in sich, die wir uns für die Naturkosmetik zunutze machen können. Angelikawurzel *(Angelica archangelica)* verbindet zum Beispiel »Himmel und Erde«, sorgt für innere Harmonie, wirkt entzündungshemmend und stimulierend. Frauenmantel *(Alchemilla alpina)* wirkt beruhigend, schenkt guten Schlaf und lässt sich in fast allen Cremes und Lotionen verwenden. Die typische Frauenpflanze, die noch viele andere Kräfte in sich vereint, ist wunderbar für die Haut. Weniger bekannt ist die Gundelrebe *(Glechoma hederacea)*. Sie zählt zu den Wildkräutern und die Inhaltsstoffe sind entzündungshemmend und entgiftend. Bei unreiner Haut ist ein Gesichtswasser genau das Richtige. Sehr oft wird in der Kosmetik Kamille *(Matricaria chamomilla)* und Lavendel *(Lavandula angustifolia)* eingesetzt. Kamille ist klärend und desinfizierend, Lavendel wirkt erfrischend, reinigend und klärend. Beides tut unreiner Haut sehr gut. Bei Unreinheiten, aber auch als Grundlage für Deodorants ist der Thymian *(Thymus vulgaris)* zu nennen, und die Inhaltsstoffe der Schafgarbe *(Achillea millefolium)* tun Händen und Füßen gut, wenn die Haut rissig und aufgesprungen ist.

Schönheitsideal Rose

Seit Jahrtausenden wird die Rose verehrt, nicht nur als Königin der Blumen, sondern auch wegen ihrer wertvollen Inhaltsstoffe. Daran hat sich bis heute nichts geändert; das wertvolle Rosenöl bürgt für wahre Schönheit.

Aber achten Sie beim Kauf darauf, dass es sich nicht um eine verschüttelte Ware oder »Rosenwasser in Speisequalität« handelt, sondern um echtes, destilliertes Rosenhydrolat! Das Hydrolat selbst, aber auch kosmetische Produkte wirken kühlend, beruhigend und pflegend. Und dazu kommt noch der wunderbare Duft, der alle Sinne verwöhnt.

Sich porentief wohlfühlen

Vor der Pflege kommt ganz klar die Reinigung. Reinigungsprodukte wie Gesichtsmilch oder Seife ziehen tief in die Poren, lösen dort Talg-

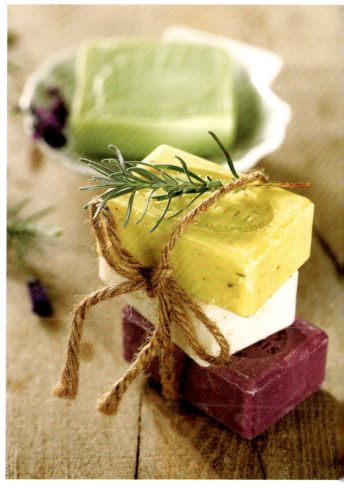

Oben Seifen mit ausgewählten Zutaten selber machen ist einfach. Sie sind ein tolles Geschenk.

reste und entfernen Hautschüppchen. Sie befreien Ihre Haut sanft von Verunreinigungen, die Umwelt, Schweiß, Hautstoffwechsel sowie Cremen und Make-up bilden. Sie schützen vor Austrocknung und bereiten sie auf die anschließende Pflege vor.

Wir benutzen täglich meist viele verschiedene Produkte, und denken oft gar nicht daran, dass wir damit auch die Umwelt belasten. Gerade bei

Reinigungsprodukten sind viele Bestandteile nur schwer abbaubar. Während Tenside aus den flüssigen Seifen und Shampoos fast ein Jahrhundert brauchen, sind Seifen nach etwa vier bis sechs Wochen bereits im Abwasser abgebaut.

Make-up entfernen

Das tägliche Make-up ist für die Gesichtshaut meist eine Strapaze. Umso wichtiger ist eine sanfte und zugleich wirkungsvolle Entfernung. Distelöl wirkt Hautreizungen entgegen und ist deshalb ein gutes Pflegeöl für Haut und Augen. Ölen Sie die Haut mit Distelöl ein, dann können Sie Wimperntusche und Make-up mit einem weichen Tuch abnehmen. Für besonders sensible Haut eignet sich Hanföl.

Seife und Duschgel

Zu den ältesten Reinigungsprodukten zählt sicher die Seife. Klassische Seifen entstehen durch Verseifung, einer Reaktion von Fett und Lauge. Normale und fettige Haut beziehungsweise Mischhaut verträgt im Normalfall den pH-Wert von 8 bis 9 einer klassischen Seife gut. »Schmutz« ist meist sauer und lässt sich durch Seifenlaugen lösen. Pflanzenseifen aus pflanzlichen Ölen enthalten weder Tenside noch Silikone oder Mineralölprodukte. Als pflanzliche Fette dienen dafür Palmöl, Kokosöl, Olivenöl oder Palmkernöl. Rindertalg ist ein tierisches Fett und wird für Kernseife genommen. Wie lange eine Seife haltbar ist, hängt von den verwendeten Ölen ab, der Überfettung, der Trockenheit der Seife beim Einpacken sowie der Lagerung. Sehr hochwertige Seifen ohne Konservierungsstoffe können schnell ranzig werden. Wenn Sie Seifen selbst herstellen möchten, legen Sie sich am besten einen nicht allzu großen Vorrat an. Besser ist es, immer mal wieder kleinere Mengen zuzubereiten.

Bis zu 70 Prozent Wasseranteil, Konservierungsstoffe und Tenside enthalten handelsübliche Duschgele. Die verwendeten Tenside lösen Fette – auch die Ihrer Haut. Sie kann austrocknen und zu Hautirritationen, Allergien und Ekzemen führen. In der Naturkosmetik kommen stattdessen sanfte Tenside auf Pflanzen- oder Zuckerbasis zum Einsatz. Betain ist so ein pflanzliches Tensid, eine waschaktive Substanz, zur Herstellung von Duschgel und Shampoo. Und statt auf Paraffin- und Silikonöle setzt Naturkosmetik auf pflegende Pflanzenöle und -extrakte.

Wie Seife gemacht wird

Neben den Fetten, die bei der Seifenbereitung geschmolzen werden, benötigt man Natronlauge. Die weißen Kristalle werden in destilliertem Wasser aufgelöst, und zwar kommt immer zuerst das Wasser in den Topf und die Natronlauge wird langsam zugegeben. Das ist ganz wichtig, denn andersherum wird es eine kleine Explosion geben und ätzende Laugenspritzer können an Möbeln und auch an der Haut großen Schaden anrichten. Beim Seifenherstellen ist deshalb oberstes Gebot: Schutzbrille und ein Oberteil mit langen Ärmeln.

Sie müssen außerdem wissen, dass jedes Fett und Öl zur Verseifung eine ganz bestimmte Menge an Lauge benötigt. Im Internet gibt es spezielle Seifenrechner, die bei der Umrechnung helfen. Niemals darf zu viel Lauge genommen werden, eher zu wenig, denn dann kommt es zur gewünschten Überfettung der Seife, die die Haut pflegt und nicht austrocknet.

Die richtige Reihenfolge

In jedem Fall soll die Gesichtsreinigung sanft und gründlich sein. Wichtig ist es, dass die verwendeten Produkte Ihre Haut nicht zu stark entfetten oder deren Hydro-Lipid-Balance stören. Spannt die Haut nach der Reinigung, nehmen Sie es als Zeichen, dass die Gesichtsreinigung nicht sanft genug ist.

Als klassische Reihenfolge beim Abschminken gilt: Zuerst die Augen, dann der Mund und schließlich die Gesichtshaut.

Dann kommt die Reinigung, je nach Hauttyp mit Reinigungsmilch oder Seife. Je trockner die Haut ist, desto reichhaltiger sollte das Produkt sein. Für trockene Haut eignet sich Reinigungsmilch oder -creme mit rückfettenden Substanzen.

Reife Haut produziert weniger Hautfett, auch ihre Fähigkeit zur Feuchtigkeitsspeicherung lässt nach. Reinigungsprodukte sollten ihren erhöhten Bedarf ausgleichen und sie mit rückfettenden und Feuchtigkeit speichernden Substanzen verwöhnen.

Empfindliche Haut muss möglichst schonend gereinigt werden. Milde Reinigungsmilch ohne Duftstoffe und mit beruhigenden Inhaltsstoffen eignet sich am besten. Wer sehr zu Allergien neigt, sollte jedoch auch diese Produkte erst in der Armbeuge testen.

Fettfreies Reinigungsgel oder Fluid ist ideal für fettige Haut. Es sollte nicht zu scharf und austrocknend sein, da dies die Talgproduktion zusätzlich anregt. Fettige Haut verträgt Alkohol, der bei Tendenz zu Unreinheiten gleichzeitig desinfizierend wirkt.

Mischhaut lässt sich am besten mit einem ausgleichenden Reinigungsgel, Milch oder Mousse vom Schmutz des Tages befreien. Die fettigen Stellen kann man abschließend mit einem alkoholhaltigen Gesichtswasser klären.

Die Menge macht's

Wenn Sie Kosmetika sparsam verwenden, freut sich nicht nur Ihre Haut, sondern auch die Umwelt. Und die richtige Dosierung ist bei kosmetischen Produkten wirklich wichtig. Wer zum Beispiel trockene Haut hat und diese am Morgen und Abend jeweils mit einer Riesenportion Creme helfen möchte, schießt damit über das Ziel hinaus. Egal ob sensible oder fettige, normale oder Mischhaut – sie sollte mit Kosmetik nicht »zugekleistert« werden.

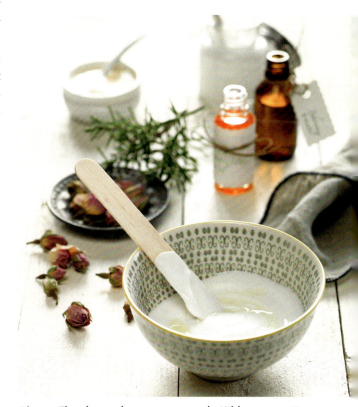

Oben Eine besonders entspannende Wirkung von Kosmetika wird durch beigefügte ätherische Öle erzielt.

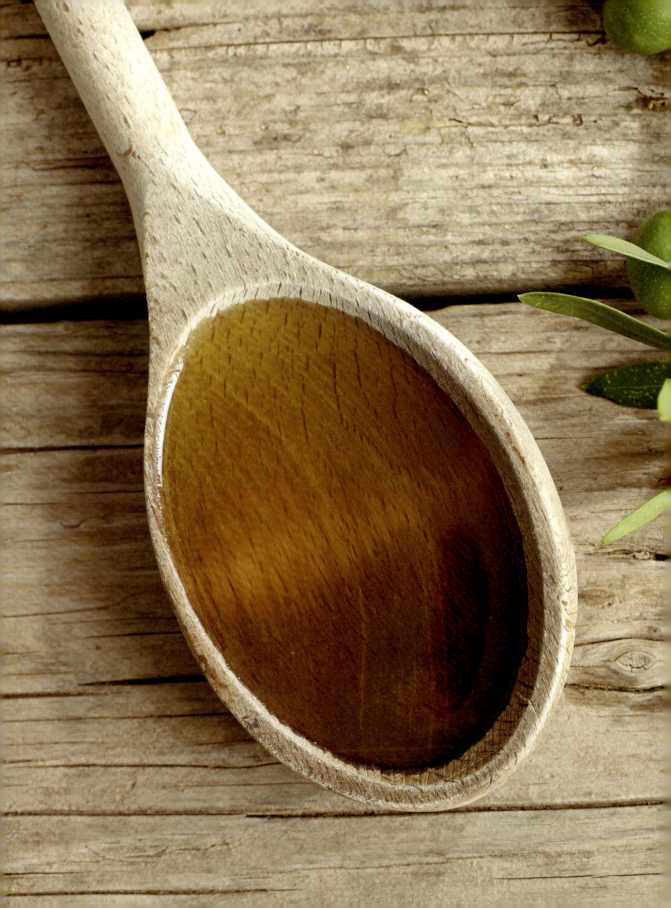

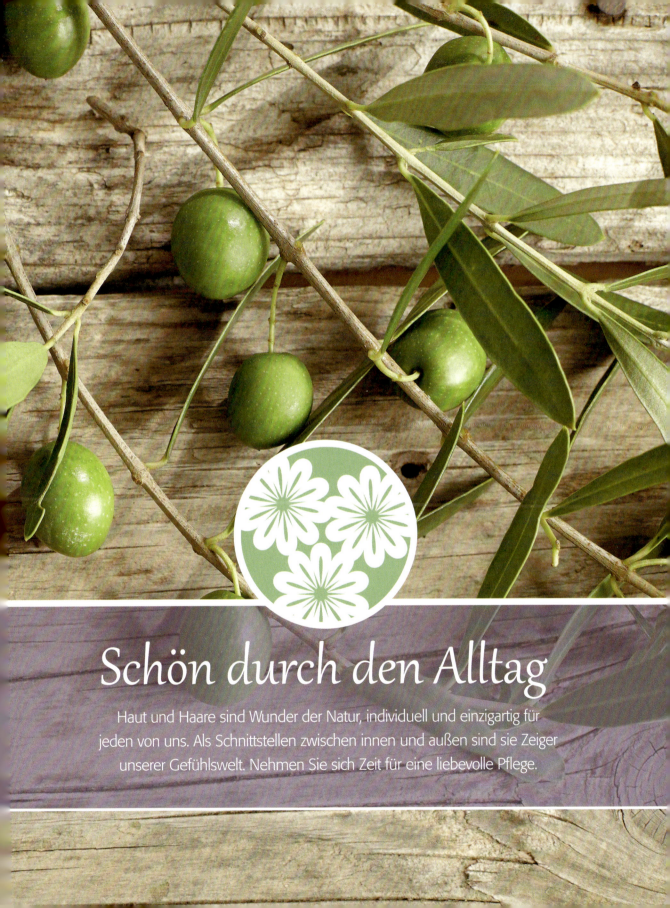

Schön durch den Alltag

Haut und Haare sind Wunder der Natur, individuell und einzigartig für jeden von uns. Als Schnittstellen zwischen innen und außen sind sie Zeiger unserer Gefühlswelt. Nehmen Sie sich Zeit für eine liebevolle Pflege.

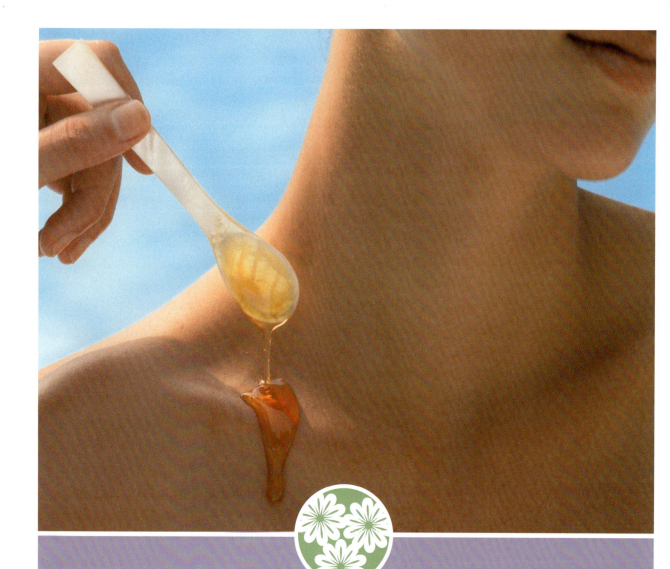

Die Hautsache

Die Inhaltsstoffe der Kosmetik wirken fast ausschließlich über die Haut. Darum wollen wir auch einen kurzen Blick auf ihre Eigenschaften und Besonderheiten werfen.
Die Haut ist unser größtes Organ. Durch psychische und physische Einflüsse verändert sie sich im direkten Kontakt mit der Umwelt. Wenn auch nicht so drastisch wie bei einem Chamäleon, lässt unsere Haut uns manchmal ungebeten erröten oder blass aussehen. Auch wenn es nicht unbedingt beliebt ist: Durch Schwitzen steuert die Haut unseren Wärmehaushalt. Als ein Überbleibsel der Evolution erzeugt sie Gänsehaut. Wo wir früher Fell trugen, sind heute noch feine Härchen übrig geblieben, die sich in gefährlichen Situationen genauso »aufplustern« können wie in besonders gefühlvollen Momenten.

Bestens geschichtet

Wie eine Zwiebel ist unsere Haut aus drei Schichten aufgebaut. Zuunterst liegt die Unterhaut (Unterhautfettgewebe), darauf die Lederhaut und als Abschluss die Oberhaut. Kosmetika entfalten insbesondere in der obersten Schicht ihre Wirkung.

Die Unterhaut (Subcutis) schafft aus lockerem Bindegewebe einen Schutzwall gegen Druck und Stöße und ist gleichzeitig idealer Wärmeschutz, Nährstoffreserve und Wasserspeicher. Wie stark sie ist, hängt von Alter, Erbanlagen, Geschlecht, der körperlichen Beanspruchung und den einverleibten Nährstoffen ab. Bei der »Orangenhaut« sitzt sie locker und ist mit vielen Fettzellen versehen.

Die Lederhaut (Dermis, Corium) ist ein Geflecht aus Bindegewebsbündeln und Fasern. Sie verleiht der Haut Elastizität und Festigkeit, übernimmt Durchblutung und Wärmeregulierung. Je Quadratzentimeter Haut sorgen rund 5 000 Sinneskörperchen und 200 Schmerzrezeptoren für Impulse. Etwa ein Viertel unseres Blutes zirkuliert in der Haut und bringt so Nährstoffe für die Bildung der Hautzellen und die Unterhaltung der Hautfunktionen.

Die Oberhaut (Epidermis) bewahrt uns als sehr dünne Schutzschicht vor Umwelteinflüssen. Weil es hier keine Blutgefäße gibt, übernimmt die Lederhaut die Versorgung.

Auch die Epidermis besteht aus mehreren Lagen. In der Keimzell- oder Basalzellschicht bilden Mutterzellen durch Zufuhr von Nährstoffen, Vitaminen und Aufbaustoffen laufend neue Hautzellen. Sie rücken nach oben und verhornen. 28 Tage lebt eine Zelle normalerweise bis zur Abstoßung als Hornschuppe, gestresste Zellen leben nur eine Woche.

Couperose

Erstaunlicherweise kommt die Couperose – das sind vor allem feine bläulich rote Äderchen und Rötungen auf den Wangen und im Nasenbereich – häufiger vor als Neurodermitis. Oft ist es eine Veranlagung, aber auch Alkohol, Bluthochdruck, Nikotin und zu viel Sonne können die Hautveränderungen hervorrufen. Wenn erweiterte rote Äderchen durch die Haut durchschimmern, sollten Sie die Alarmsignale nicht ignorieren und Ihrer Haut besondere Aufmerksamkeit schenken. Sie ist empfindlich, reagiert möglicherweise auf bestimmte Lebensmittel, Schmuck oder auch Kosmetika besonders gereizt. Alles, was die Durchblutung ankurbelt, sollten Sie deshalb vermeiden: Rubbelpeelings, Thermomasken und Gesichtsdampfbäder sind tabu. Zur Hautberuhigung sind feuchte Umschläge empfehlenswert, die bewirken, dass sich die Äderchen verengen. Kompressen mit schwarzem Tee, Zinnkraut, Rosskastanie oder Arnika kräftigen das Bindegewebe, und wirken vorbeugend gegen Couperose.

Der Säureschutzmantel

Wie ein Film aus Schweiß, Talg und Hornzellen liegt der Säureschutzmantel über unserer Haut. Wir wissen heute, wie wichtig dieser atmungs- und verdunstungsdurchlässige Hydrolipid-Film ist. Durch eine zu intensive Reinigung wird er leicht zerstört und das ist für die Haut gar nicht gut. Der Säureschutzmantel hat ein gutes Wasserbindevermögen, hält unsere Haut geschmeidig und schützt uns vor Wind und Wetter. Mit den richtigen Bakterien besiedelt, entsteht so ein natürlich saurer pH-Wert (etwa pH 5) als Schutzschicht.

Die Haut muss atmen

Auch unsere Haut atmet und zwar über Poren. Dabei werden zwar nur die obersten 0,4 Millimeter Haut mit Sauerstoff versorgt, doch wenn diese Atmung unterbunden wird, sieht unsere Haut schnell fahl und ungesund aus.

Nicht zu viel cremen

Als Austrittsstellen der Schweißdrüsengänge sind die Hautporen über den Körper verschieden stark verteilt. Besonders dicht sitzen sie an Handflächen, Fußsohlen und in den Achseln. Täglich sondert die Haut etwa 1,2 Liter Schweiß zusammen mit Schadstoffen und Schlacken ab und regelt Wasserhaushalt und Wärmeausgleich des Körpers. Beim Schwitzen wird die Hautoberfläche durch Verdunstung gekühlt. Weil die Haut Sauerstoff aufnimmt und abgibt, ist sie auch für die Atmung nicht ganz unerheblich. Zu viel Fett an der Hautoberfläche, auch in Form von Cremes, verhindert die Atmung der Haut. Das sollten Sie beim Eincremen und Schminken unbedingt beachten.

Was für ein Typ sind Sie?

Alter und Lebensumstände, Empfindlichkeiten, aber auch die Erbanlagen bedingen ganz individuelle Hautzustände. Genauso individuell wie die Haut muss deshalb auch die Kosmetik sein. Ob und wie tief sie unter die Haut geht, hängt von den Wirkstoffen und deren Qualität, ihrem Fett- und Feuchtigkeitsgehalt, dem Hautzustand und von der Einwirkzeit ab. Ob eine Haut normal, fett, trocken oder empfindlich ist, das bestimmt die Menge und Zusammensetzung der Schweißdrüsen, die Talgproduktion und die Dichte und Struktur der Hornschicht. Die individuelle Hautpflege wird vom Hauttyp bestimmt.

Normale Haut

Weder zu fett noch zu trocken, glatt und geschmeidig, unempfindlich und gut durchblutet, mit kaum sichtbaren Poren und selten mit Hautunreinheiten – solch eine normale und »pflegeleichte« Haut kann man sich nur wünschen. Natürlich muss auch die normale Haut gut gereinigt werden, aber ein Gesichtstonikum muss ebenso wenig sein wie allzu viel Pflege. Mit wertvollen Ölen können Sie Ihre Haut aber schonend pflegen. Ansonsten gilt bei diesem Hauttyp: Weniger ist mehr. Der Säureschutzmantel bleibt bei einer reduzierten Pflege auf jeden Fall erhalten und außerdem wird auch die Umwelt geschont.

Fettige Haut

Als feuchtigkeitsarme Haut zeigt sich fettige Haut großporig, fett glänzend und schlecht durchblutet. Vermehrte Talgproduktion, die unser Hormonhaushalt bewirkt, fördert ihre Entstehung. Verstopfte Poren, die sich entzünden können und Pickel und Mitesser verursachen, sind Folgeerscheinungen. Gerade in der Pubertät neigen Jugendliche zu fettiger Haut. Abhilfe schaffen Bewegung an der frischen Luft, besonders bei Regen und Wind. So wird die Haut auf natürliche Weise massiert. Auch Gesichtsmasken tun ihr gut. Bei fettiger Haut sollten Sie Reinigungs- und Pflegeprodukte, die Sand enthalten, meiden, denn sie zerstören den Säureschutzmantel.

Trockene Haut

Fett- und feuchtigkeitsarme, trockene Haut ist sehr feinporig, glanzlos und zart. Hervorgerufen wird dies durch die Produktion von zu vielen kleieähnlichen Hautschuppen. Hornplättchen schuppen sich insbesondere auf der Stirn und am Kinn. Verminderte Talg- und Schweißproduktion lässt die Haut zudem noch rau, rissig und spröde erscheinen. Auf klimatische Reize reagiert sie wegen ihres sehr dünnen Säureschutzmantels empfindlich, oft begleitet von ungutem Spannungsgefühl. Geht die Spannkraft der Haut frühzeitig verloren, kurbelt das die Faltenbildung an. Trockene Haut neigt außerdem zu Sonnenbrand und Entzündungen, dafür gibt es aber fast nie Hautunreinheiten. Bei der Pflege sollte die Zufuhr von Fett und Feuchtigkeit ausgeglichen sein. Alles, was trockener Haut zusätzlich Feuchtigkeit entzieht, ist nichts für sie: Scharfe, austrocknende Seifen, Wechselbäder ebenso wenig wie Gesichtsdampf- und Sonnenbäder oder alkoholische Parfüms oder Gesichtswasser. Wenn Sie zu trockener Haut neigen, nehmen Sie zur Reinigung am besten Öle, die in die Haut einmassiert und danach mit viel Wasser abgespült werden. Hin und wieder können Sie dann nach der Reinigung eine Feuchtigkeit spendende Creme oder Maske auftragen.

Mischhaut

Der häufigste Hauttyp ist die sogenannte Mischhaut. T-förmige Bereiche auf Stirn, Nase und Kinn zeigen meist fettige Haut und glänzen – auch mit Unreinheiten und Pickeln. Hals, Schläfen, seitliche Stirnpartien und Wangen sind

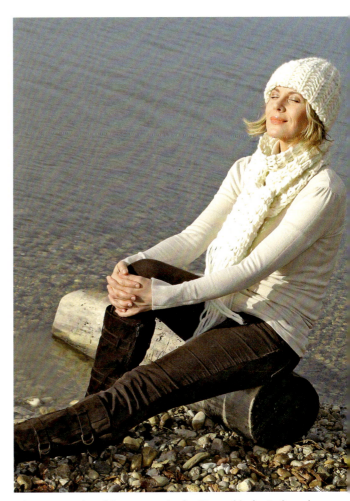

Oben Raus jetzt! Bewegung in der Natur, frische Luft und noch viel mehr spricht für einen Aufenthalt im Freien.

dagegen dünn, trocken, manchmal schuppig und von Spannungsgefühl begleitet. Gute Pflegeprodukte gleichen die Talgproduktion beider Hautpartien aus. Wichtig, ist es, dass die trockenen Bereiche genügend Feuchtigkeit »absahnen« und gleichzeitig die fettenden Hautabschnitte gründliche Reinigung erfahren.

Reife Haut

Mit der Hautalterung verliert das Bindegewebe der Lederhaut an Festigkeit. Reife Haut produziert weniger Hautfett. Feuchtigkeit wird schlechter in der Hornschicht gespeichert, die Talgproduktion verlangsamt sich und der Säureschutzmantel fehlt oft ganz. Die Haut wird dünner, trockener und rauer, weniger straff und elastisch. Abbauprozesse lassen zunehmend Falten entstehen, vor allem um die Augen und an der Stirn. Der hormonellen Umstellung im Körper folgt eine verlangsamte Zellteilung. Auch die Durchblutung und Kollagenproduktion gehen nicht mehr so rasch vonstatten. Die Pflege reifer Haut ähnelt der trockener Haut, bei der die Feuchtigkeitsversorgung im Mittelpunkt steht. Sie können dem Alterungsprozess ein Schnippchen schlagen, indem Sie der Haut mit geeigneten Pflegeprodukten Antioxidanzien wie Vitamin C und E, Vitamin B3, Niacin sowie Aminopeptide (körpereigene Eiweißbausteine) zuführen. Für den ganzen Körper sind Massagen von Vorteil, die gleichzeitig den Stoffwechselkreislauf und die Blutzirkulation der Haut anregen. Abgestorbene Hautzellen entfernen Sie am besten mit Reinigungsmilch, was ebenfalls den Stoffwechsel der Haut anregt. Kräuterkompressen wirken wahre Wunder, denn sie machen die Haut aufnahmebereit für die Pflege.

Kräuterkompresse für das Gesicht

300 ml Wasser | eine Handvoll getrocknete oder frische Kräuter, zum Beispiel Frauenmantel

1 Wasser zum Kochen bringen und die Kräuter damit übergießen.
2 Zehn Minuten ziehen lassen, dann die Kräuter entnehmen und den Tee abkühlen lassen, bis er nur noch handwarm ist.
3 Ein Baumwoll- oder Leinentuch in den Tee tauchen, ausdrücken und für einige Minuten auf das Gesicht legen.

Problematische Haut

Schmerz und Juckreiz begleitet von warmen bis heißen Entzündungen, die oft auf Überempfindlichkeiten hindeuten, sind typische Merkmale für eine problematische Haut. Manchmal scheint dann nur Kratzen oder Drücken zu helfen, doch das verschlimmert den Hautzustand noch. Kurzfristig können Coolpacks helfen, dauerhaft ist das aber keine Lösung. Sanft wirkende natürliche Pflegesubstanzen können den Säureschutzmantel stärken und die eigene Abwehr stärken. Wer mit problematischer Haut zu kämpfen hat, sollte nicht nur die Haut, sondern auch die Seele besonders gut pflegen. Oft liegt auch in problematischen Lebenssituationen der Ursprung von problematischer Haut.
Reagiert die Haut hypersensibel, ist das oft eine Reaktion auf Anspannungen jeder Art. Rötungen, Bläschen, verstopfte Poren, Entzündungen, Blutstau, Schuppen oder verminderte Durchblutung sind die Folge. Gönnen Sie sich, wenn es geht, eine Auszeit.

Couperose-Haut kann auch auf Licht, Druck, Allergien, Textilien und Lebensmittel, Schmuck oder Kosmetika gereizt reagieren, oder auf Stresshormone, wie sie besonders in der Zeit kurz vor oder während der Menstruation und dem Wechsel vorkommen. Meiden Sie alles, was die Durchblutung ankurbelt: Rubbelpeelings, Thermomasken, zu viel Sonne oder Gesichtsdampfbäder. In der Sauna kann das Gesicht auf der unteren Bank mit feuchten, kalten Tüchern geschützt werden. Auch Gesichtsmassagen sind ein No-Go. Die Pflege sollte die Sauerstoffversorgung der Hautzellen steigern und damit den gesamten Stoffwechsel verbessern.

Als problematisch werden manchmal auch Altersflecken angesehen, die sich gern an Handrücken, Wangen und Schläfen zeigen. Diese Pigmentanhäufungen resultieren wohl aus einer Unterversorgung des Organismus mit essenziellen Fettsäuren. Vorbeugend gegen diese Zellschädigungen sollen Vollkornprodukte und hochwertige Pflanzenöle in der täglichen Nahrung wirken.

Machen Sie den Hauttest

Legen Sie sich vor dem Schminken am Morgen ein dünnes Seidenpapier auf Ihr gereinigtes Gesicht und drücken Sie dieses behutsam an. Heben Sie es ab und schauen Sie genau, dann können Sie Ihren Hauttyp ablesen: Fettflecken auf der gesamten Fläche heißt fettige Haut, T-förmige Flecken stehen für Mischhaut, und wenn Sie gar nichts sehen, handelt es sich um normale bis trockene Haut.

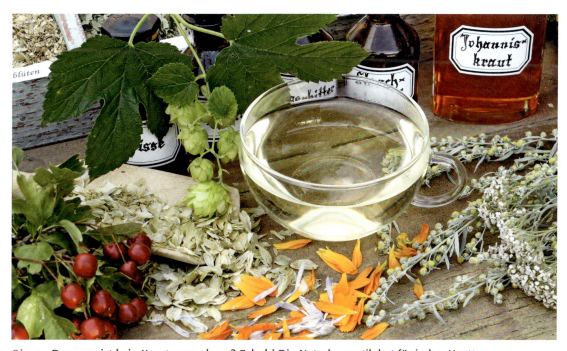

Oben Dagegen ist kein Kraut gewachsen? Falsch! Die Naturkosmetik hat für jeden Hauttyp das entsprechende parat.

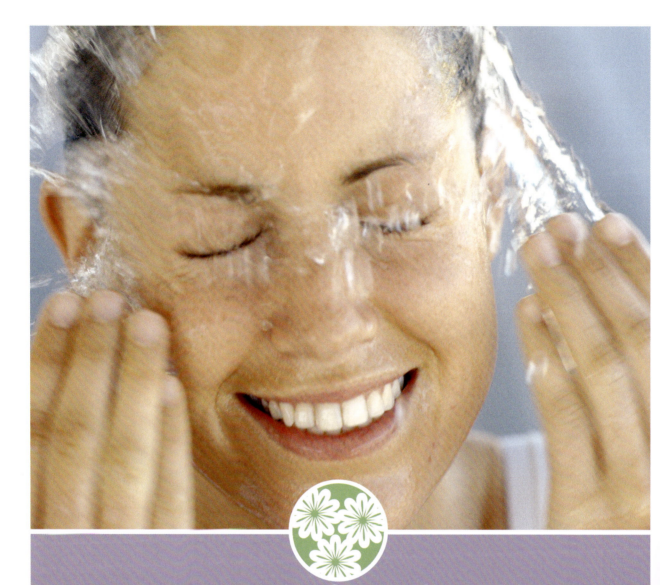

Reinigung für jeden Tag

Sich einfach ins Bett fallen zu lassen, diese Verlockung ist nach einem anstrengenden Tag groß. Fällt das Abschminken und sorgfältige Reinigen am Abend vielleicht auch schwer, das Gemisch aus Make-up, Schweiß und Staubpartikeln tut Ihrer Haut gar nicht gut. Dabei ist es solch ein wohltuendes Gefühl, den Schmutz des Tages sanft zu entfernen und sich so etwas Gutes zu tun, bevor man verdientermaßen in die Federn sinkt. Gerade nachts sind befreite Poren und unbehinderte Hautatmung wichtig. Während wir schlafen, nutzt die Haut die Zeit zur Regeneration. Dabei gibt sie Schweiß, Talg und Cremereste ab, die bei der morgendlichen Gesichtsreinigung entfernt werden. Erst dann können pflegende Cremes in tiefere Hautschichten einziehen, bevor – ob mit oder ohne Make-up – der neue Tag beginnt.

Wasser ist zum Waschen da!

Das Grundelement zum Waschen und Säubern ist Wasser. Es ist lebensnotwendig, erfrischt und reinigt. Eine ganz besondere Art der Gesichtsreinigung hat übrigens den Hautarzt Dr. Erno Laszlo (1898–1973) populär gemacht. Er gilt als Erfinder der ersten kosmetischen Gesichtspflege und des Splashing. Dabei wird viel heißes Wasser ins Gesicht gespritzt. Es öffnet die Poren vor der Reinigung. Wo Leitungswasser viel Kalk enthält, kann dazu Mineralwasser verwendet werden. Insbesondere sensible Haut wird sich darüber freuen.

Ob zusätzlich zum Wasser Reinigungsmilch oder Seife verwendet wird, bleibt jedem selbst überlassen und ist Ansichtssache. Auf jeden Fall machen Sie mit natürlichen Produkten nichts falsch – weder bei der Hautpflege noch in puncto Umweltverträglichkeit.

Zum Abschminken benutzten schon die alten Ägypter Olivenöl und Ziegenmilch. Die stark geschminkte Gesichtshaut war damals extremen Belastungen ausgesetzt, mit Milch und Öl wurde die Haut nicht nur gereinigt, sondern auch gepflegt. Das uralte Rezept können wir uns auch heute noch zunutze machen. Aus Buttermilch oder Joghurt aus dem Kühlschrank können Sie blitzschnell eine Abschminklotion zaubern: Tränken Sie einen Wattepad einfach in Buttermilch und entfernen Sie damit das Make-up. Ihre Haut wird sich danach rein und zart anfühlen!

Bei der Gesichtsreinigung sollten Sie nicht nach dem Grundsatz »Viel hilft viel« vorgehen. Immerhin ist das am häufigsten auftretende kosmetische Problem die überpflegte Haut. Wer mehrmals täglich Reinigungsprodukte verwendet, bekommt trockene Haut und rote Flecken.

Reinigungsmilch

50 g Mandelmehl | 50 g Hafermehl | 100 g Trockenmilchpulver | 10 Tropfen ätherisches Rosenöl

1 Alle Zutaten gründlich verrühren und in einem Tiegel aufbewahren.
2 Zur abendlichen Gesichtsreinigung einen Esslöffel der Mischung mit etwas warmen Wasser zu einem Brei verrühren und sanft Gesicht, Hals und Dekolletee damit einmassieren. Mit viel warmen Wasser abwaschen und trockentupfen. Danach großzügig Rosenhydrolat auf die Haut sprühen und mit einem Gesichtsöl pflegen.

Olivenseife

136 g Ätznatron (NaOH) | 330 ml destilliertes Wasser oder Kräutertee | 360 g Kokosöl | 1000 ml Olivenöl

1 Aus Ätznatron und Wasser unter Berücksichtigung der Sicherheitsvorschriften die Lauge herstellen. Schutzbrille und Schutzhandschuhe sind ein unverzichtbares Muss.
2 Kokosöl schmelzen und Olivenöl zugießen.
3 Fettmasse und Lauge sollten auf ungefähr 38 °C abgekühlt sein, dann lässt man die Lauge unter ständigem Rühren in die Fettmasse fließen und rührt mit dem Stabmixer.
4 Die noch weiche Masse in Formen füllen, mit Backpapier abdecken und für etwa fünf Tage in eine Decke packen.
5 Die Seife aus der Form nehmen, in Stücke schneiden und vor dem Einsatz sechs Wochen trocknen und reifen lassen.

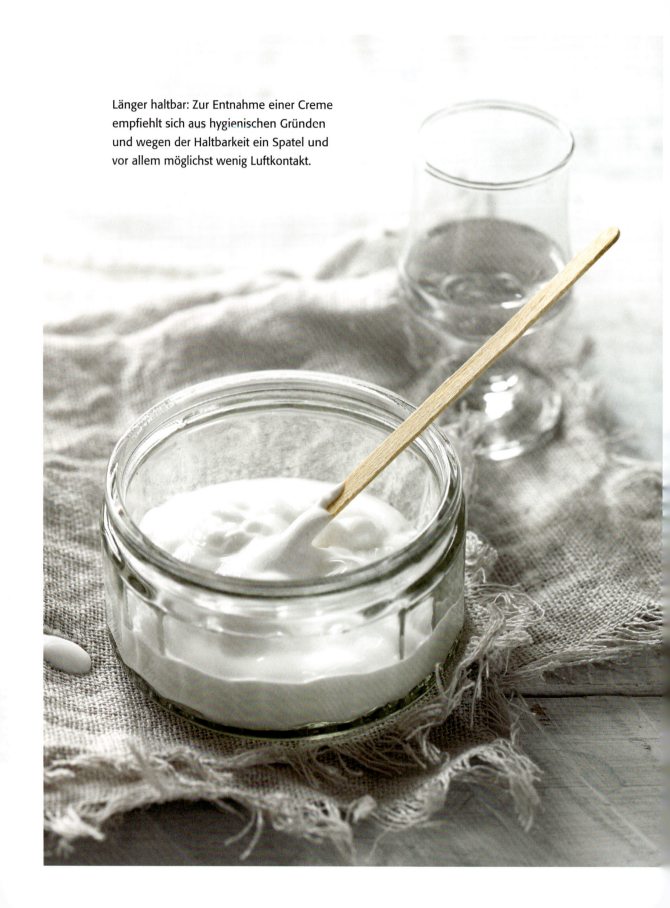

Länger haltbar: Zur Entnahme einer Creme empfiehlt sich aus hygienischen Gründen und wegen der Haltbarkeit ein Spatel und vor allem möglichst wenig Luftkontakt.

Gesichtswasser und Lotionen

Eigentlich dienen Gesichtswasser und Lotionen dazu, nach der Reinigung letzte Schmutzpartikel von der Haut zu nehmen. Aus besonders hochwertigen und natürlichen Bestandteilen zusammengesetzt, können sie aber durchaus auch pflegen und die Haut für die nachfolgende Salbe aufnahmefähiger machen.

Gesichtswasser für normale Haut

100 ml Orangenblütenhydrolat | 1 TL Bienenhonig | 10 ml Arnikatinktur | 15 Tropfen ätherisches Neroliöl

1 Das Hydrolat etwas anwärmen und den Honig darin auflösen.
2 Arnikatinktur (zur Herstellung siehe Kräutertinkturen S. 19) gut unterrühren, ätherisches Öl zufügen und in ein dunkles Fläschchen füllen.
3 Auf einen Wattebausch geben und das Gesicht sanft damit abreiben.

Gesichtslotion für fettige bis unreine Haut

15 g Lamecreme | 15 ml Hanföl | 25 ml Jojobaöl | 150 ml Melissenhydrolat oder Lavendel oder Neroli | ätherische Öle nach Bedarf, zum Beispiel 10 Tropfen Melisse, 15 Tropfen Zitrone, 5 Tropfen Sandelholz

1 Lamecreme im Wasserbad schmelzen, die Öle dazugeben.
2 Das Hydrolat einfließen lassen und alles schmelzen. Aus dem Wasserbad nehmen und kräftig mixen.
3 In die überkühlte Lotion die ätherischen Öle einträufeln und abfüllen.

Für Haut und Haar

Über das tägliche Duschen streiten sich die Geister schon seit Langem. Fest steht aber: Der Säureschutzmantel ist in Gefahr, wenn zu viel gewaschen und geschrubbt wird, die Haut wird trocken und Bakterien und Keime können eindringen, die das Hautbild eher verschlechtern als verbessern.

Andererseits möchte natürlich jeder frisch und sauber sein. Hin und wieder sollten wir uns deshalb vielleicht wirklich einmal das Duschen sparen, zumal viel Wasser verbraucht wird und das kostbare Gut ohnedies immer knapper wird.

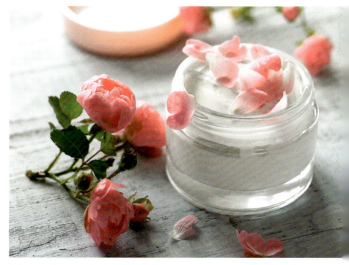

Oben Rosen sind seit Jahrhunderten Bestandteil in der Kosmetik. Die Inhaltsstoffe verleihen jeder Creme den unverwechselbaren Duft.

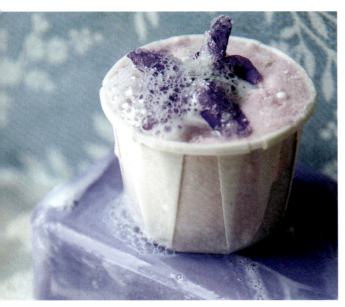

Oben Schäumende Duschgels mit Blüten vom Borretsch beleben Haut und Sinne.

Belebendes Duschgel

50 ml Rosmarinwasser | 15 ml Olivenöl | 6 ml Hamamelis Extrakt | 30 ml Betain | ¼ TL Xanthan | ätherische Öle: 5 Tropfen Myrrhe-, 5 Tropfen Pfefferminz- und 5 Tropfen Weihrauchöl

1 Alle Zutaten werden miteinander vermischt.
2 Füllen Sie das Duschgel in ein geeignetes Gefäß, das kühl und dunkel aufbewahrt wird.

Fruchtiges Duschgel

50 ml Zypressenwasser | 15 ml Olivenöl | 7 ml Wildrosenöl | 30 ml Betain | ¼ TL Xanthan | ätherische Öle: je 10 Tropfen Mandarinen- und Lemongrasöl

1 Alle Zutaten werden miteinander vermischt.
2 Füllen Sie das Duschgel in ein geeignetes Gefäß, das kühl und dunkel aufbewahrt wird.

Shampoo

»charrlpoo« (indisch: kneten, massieren) entstand als Massage in türkischen Bädern des 19. Jahrhunderts. Unser Haar kann mithilfe von waschaktiven Substanzen gesäubert werden. Dass es Vitamine, Proteine oder Bambusextrakte aufnehmen kann, stimmt so nicht. Gewisse Substanzen können die Haare aber überziehen, was sie glatter, fester und leichter kämmbar macht. Einige Wirkstoffe tun außerdem der Kopfhaut besonders gut. Cremes, Emulsionen oder Lösungen in verschiedener Konsistenz, ja sogar Seifen reinigen den Haarboden und befreien das Haar von Schweiß, Talg, abgestoßenen Hornzellen und Staub, ohne sie dabei zu stark zu entfetten. Egal um welche Konsistenz es sich dabei handelt, alle Produkte speziell zur Haarwäsche werden als Shampoos bezeichnet. Sie sollten alkalifrei sein und dürfen die Kopfhaut weder austrocknen noch reizen. Es ist wichtig, dass Shampoos den Fetthaushalt erhalten und das Haar locker machen. Doch gerade bei Haarpflegeprodukte stehen einem mitunter die Haare zu Berge. Und das ist der Grund, warum selbst gemischte Shampoos uns so gut aussehen lassen: Die Inhaltsstoffe sind natürlich und schonend.

Weniger ist mehr! Bei normaler Verschmutzung ist Ihr Haar nach einmaligem Einschäumen und gründlichem Ausspülen sauber – auch beim Friseur. Wenn Sie Haarshampoo sparsam verwenden, schonen Sie nicht nur Ihre Kopfhaut, sondern auch die Umwelt und Ihre Geldbörse. Praktisch und auf Reisen richtig empfehlenswert sind Shampooseifen, die besonders mild und rückfettend wirken.

Ganz schnell wird aus einem einfachen Shampoo ein Pflegeshampoo, wenn es mit der gleichen Menge Traubenkernöl gemischt wird. So wirkt herkömmliches Shampoo viel milder und pflegender.

Warmes Wasser mit einem Schuss Kräuteressig verleiht dem Haar nach dem Waschen einen tollen Glanz. Damit ist gepflegtes Haar nicht so anfällig für Kopfläuse.

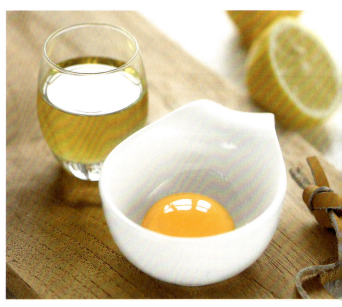

Oben Das wird Ihrem Haar schmecken: Ei und Zitrone ergeben mit wirkungsvollen Ölen ein altbewährtes Shampoo.

Rosmarinshampoo (nicht schäumend)

20 g Rosmarinblätter | 80 ml destilliertes Wasser | 40 ml Rosenhydrolat | 15 ml Glyzerin | 20 ml Rum

1 Die Rosmarinblätter mit kochendem, destilliertem Wasser überbrühen und zugedeckt erkalten lassen.
2 Den Sud filtrieren und mit den restlichen Zutaten mischen. Bewahren Sie das Shampoo kühl und verschlossen auf.

Auch mit Hausmitteln lässt sich schnell und einfach ein natürliches Shampoo herstellen. Eier, Bier, Zitronen und Öl sind meistens im Haus, ätherisches Myrtenöl und Klettenwurzelöl bekommen Sie in der Apotheke.

Frisch aus der Küche

1 Eigelb | 15 ml Klettenwurzel- oder Olivenöl | ca. 125 ml dunkles Bier | eventuell ein paar Spritzer Zitronensaft | 10 Tropfen ätherisches Myrteöl

1 Aus Eigelb und Klettenwurzelöl eine Mayonnaise rühren.
2 Bier und Zitronensaft einfließen lassen und mit dem ätherischen Öl verfeinern. Das Shampoo ist für alle Haartypen und -farben geeignet.

Glanz im Überfluss? Fettes Haar

Oft produzieren die Talgdrüsen zu viel Fett. Waschen Sie Ihr Haar trotzdem sparsam und tragen Sie nur eine kleine Menge Shampoo beim Haaransatz auf, für Längen und Spitzen reicht der Schaum. Und bedenken Sie, dass jedes Massieren der Kopfhaut die Fettproduktion steigert. Die Neigung dazu ist auch hormonell gesteuert. Sehr hilfreich ist Heilerde, die mit Wasser und Brennnesselpulver angerührt wird.

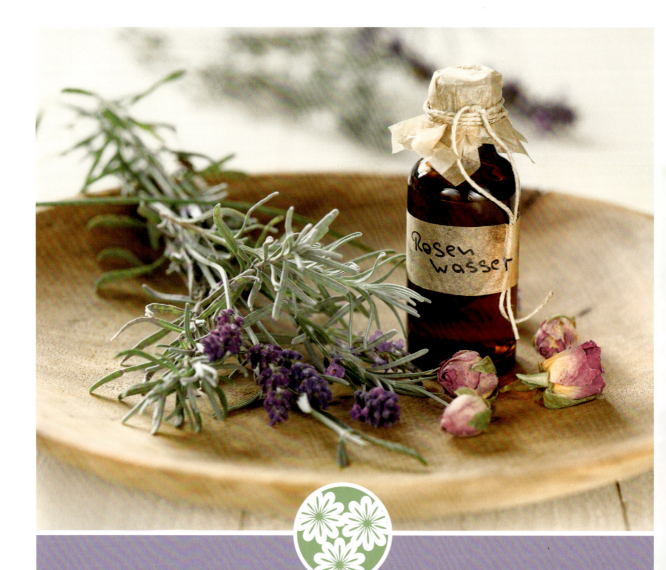

Alltagspflege

Für die tägliche Pflege nehmen wir uns oft nicht allzu viel Zeit. Morgens muss es im Alltagsleben meistens schnell gehen, dabei soll das Ergebnis natürlich trotzdem perfekt sein. Auf den kommenden Seiten finden Sie für jeden Hauttyp die passenden Rezepte.

Kaltes Wasser schließt nach der Reinigung die Hautporen und belebt diese. Das kommt Ihrem Gesicht durch einen klaren und frischen, strahlenden Teint gut zu stehen! Zur Pflege stimmen Sie die Produkte ganz nach Ihrem Hauttyp und Ihren persönlichen Vorlieben in Punkto Duft ab.

Für eine schöne Haut ist neben einer natürlichen Pflege aber auch die eigene Stimmung wichtig, ebenso wie ausreichend Schlaf, viel Bewegung und so oft wie möglich Spaziergänge an der frischen Luft.

Alltagspflege

Gesichtscreme für normale bis pflegeleichte Haut

7 Bienenwachskügelchen oder 2 g Bienen-[...]tter | [...] | [...]öl | [...]opfen [...]öl

[...]elzen.
[...]ie
[...]d im
[...]ist.
[...]it
[...]lie-
[...]dig
[...]e-
[...]ren.
[...]n
[...]gs-
[...]e-
[...]n
[...]is
[...]n.
[...]i-
[...]e
[...]er
[...]e-
kommen.

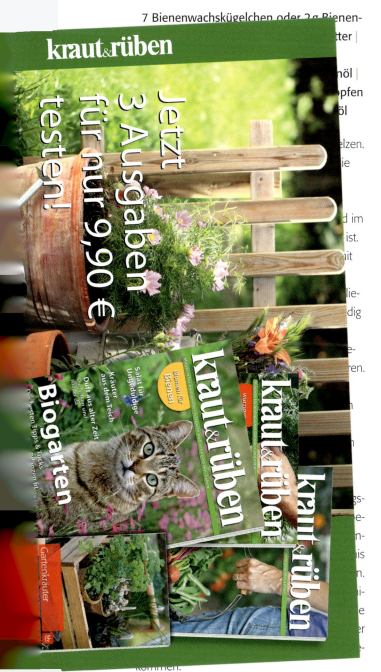

Gesichtscreme für trockene bis reife Haut

7 Bienenwachskügelchen oder 2 g Bienenwachs | 5 ml Mandelöl | 5 ml Wildrosenöl | 5 ml Arganöl | 10 g Sheabutter | ½ TL Lamecreme | ½ TL Emulsan | 15 ml Rosenhydrolat oder Lavendelhydrolat | etwas Sanddornöl | ätherische Öle: 5 Tropfen Rosen-, 5 Tropfen Weihrauch-, 5 Tropfen Sandelholz-, 2 Tropfen Karottensamenöl

1 Bienenwachs im Wasserbad schmelzen. Danach die Öle zugeben, zum Schluss die Sheabutter.
2 In einem zweiten Gefäß Lamecreme und Emulsan mit dem Hydrolat im Wasserbad erhitzen. Aus dem Wasserbad nehmen und sofort mit dem Mixer auf höchster Stufe vermischen.
3 In diese cremige Textur die Ölphase einfließen lassen und ständig rühren bis alles lauwarm ist.
4 Sanddornöl und die ätherische Öle zugeben und bis zum Erkalten der Creme weiterrühren.
5 In Tiegel füllen, mit einem Stück Küchenrolle bedecken und für etwa zwei Stunden in den Kühlschrank stellen. Erst danach den Tiegel zuschrauben. Das verhindert, dass sich am Deckel Kondenswasser bildet, was die Haltbarkeit verkürzen könnte.
Konservierungsstoffe sind in dieser Creme tabu, deshalb hält sie sich bei Zimmertemperatur nur einen Monat. Die Zutaten können nach Belieben variieren, das Mischverhältnis sollte in der Relation beibehalten werden. Wenn Sie mehr Hydrolat und weniger Öl oder Sheabutter nehmen, dann wird die Creme feuchtigkeitsspendender und weniger fettig.

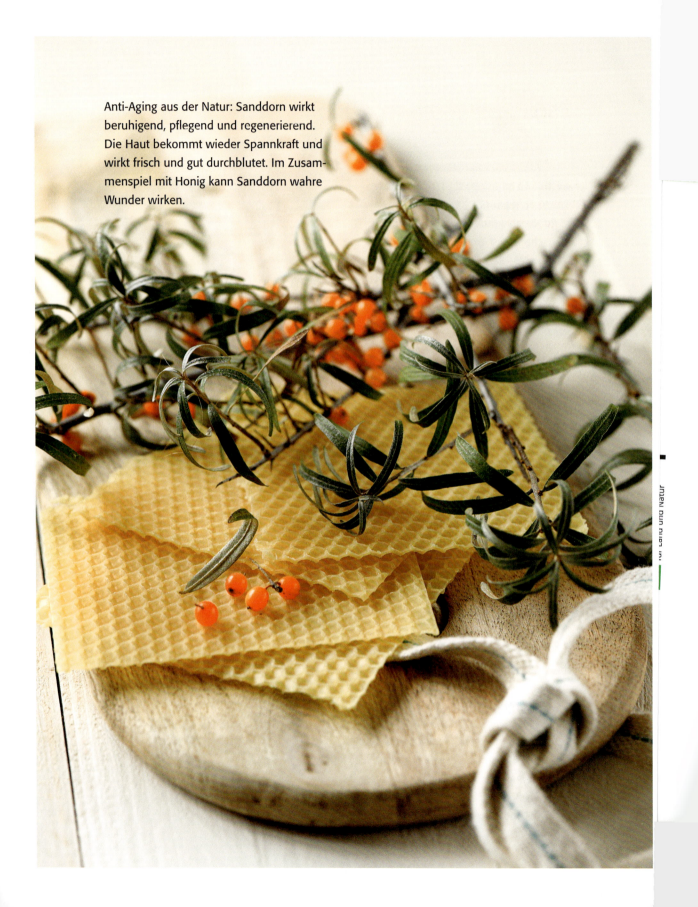

Anti-Aging aus der Natur: Sanddorn wirkt beruhigend, pflegend und regenerierend. Die Haut bekommt wieder Spannkraft und wirkt frisch und gut durchblutet. Im Zusammenspiel mit Honig kann Sanddorn wahre Wunder wirken.

Pflegecreme für trockene bis schuppige Haut

Zutaten Fettphase: 2 g Tegomuls | 8 g Emulsan | 4 g Cetylalkohol | 30 ml Hanföl | 15 ml Schwarzkümmelöl | 8 ml Nachtkerzenöl
Zutaten Wasserphase: 6 g Harnstoff | 10 Tropfen Sole | 50 ml Rosenhydrolat
Wirkstoffe: Sanddornöl |
ätherische Öle: 4 Tropfen Karottensamen-, 8 Tropfen Rosen-, 7 Tropfen Weihrauch-, 5 Tropfen Sandelholz-, 7 Tropfen Lavendel- und 7 Tropfen Myrteöl

1 Harnstoff im Hydrolat auflösen, Sole zufügen, etwas anwärmen.
2 Cetylalkohol, Tegomuls und Emulsan im Wasserbad in den Ölen schmelzen.
3 Unter ständigem Rühren mit dem Mixer die Fettphase in die Wasserphase rühren und so lange weiterrühren, bis die Creme gut abgekühlt ist. Sanddornöl und ätherische Öle zugeben.
4 In Tiegel füllen, mit einem Stück Küchenrolle bedecken und für etwa zwei Stunden in den Kühlschrank stellen. Erst danach den Tiegel zuschrauben. Das verhindert, dass sich am Deckel Kondenswasser bildet, was die Haltbarkeit verkürzen könnte.
Beruhigend und Juckreiz stillend ist die Creme ideal für sehr trockene und schuppige Haut.

Pflegende Körperlotionen

Wir wollen uns in unserer Haut wohlfühlen und dazu gehört ein angenehmes Körpergefühl. Schlimm, wenn die Haut überall juckt, rau und spröde ist. Mit einer guten Emulsion kann sich das schnell ändern.

Lotionen und Cremes für den Körper sollen sich gut verteilen lassen, schnell einziehen, schön duften, die Haut pflegen und mit Feuchtigkeit versorgen. Wenn das Einreiben mit einer Emulsion die Haut samtweich macht, sind wir vollauf zufrieden. Für ein einziges Präparat sind das ganz schön viele Anforderungen. Und doch ist es gar nicht so schwierig, eine pflegende Körperlotion selbst herzustellen. Eine sehr leichte und angenehme Lotion lässt sich aus Holunderblüten zubereiten.

Holunder ist in der Kosmetik fast schon ein Allroundtalent. Er enthält Gerbstoffe, Öle und Schleimstoffe und wirkt hautreinigend. Nicht nur für eine Lotion sind die Blüten gut, sondern auch für Gesichtsdampfbäder, Gesichtswasser oder als Badezusatz.

Holunderblütenlotion

3 große Holunderblütendolden | 400 ml Wasser | 100 ml Holunderblütenöl (oder ein anderes Blütenöl oder Ölbasismischung) | 20 g Tegomuls | ätherische Öle nach Bedarf

1 Die Holunderblütendolden mit kochendem Wasser übergießen und ca. zehn Minuten ziehen lassen. Abseihen und den Tee auf 60 °C abkühlen lassen.
2 Das Blütenöl und Tegomuls im Wasserbad erhitzen, bis sich das Tegomuls aufgelöst hat.
3 Den Blütentee unter Rühren zugießen und so lange weiterrühren, bis die Masse erkaltet ist.
4 Für den gewünschten Duft nun einige Tropfen ätherisches Öl wie Neroli, Lavendel oder Rose hinzufügen und einrühren.
5 Die Lotion in einen Spender füllen.

Flüssiges Gold – Was Öle bewirken

Viele Hautöle enthalten die Beauty-Vitamine der E- und A-Gruppe, die die Regeneration der Haut unterstützen und ihre Elastizität steigern. Das macht sie zu fleißigen Helferlein im Kampf gegen vorzeitige Hautalterung. Dabei gehen die meisten pflanzlichen Hautöle so sanft ans Werk, dass sie sogar für Allergiker oder Babys zweckdienlich sind. Bedenken, dass die Öle einen schmierigen Film auf der Haut hinterlassen, müssen Sie nicht haben. In der passenden Menge aufgetragen, wird Ihre Haut das Öl aufsaugen.

Entscheidend für die Qualität ist die Art der Ölgewinnung! Verwenden Sie nur kaltgepresste Öle aus erster Pressung (extra native). Nachfolgende Pressungen sind von minderer Qualität, aber dennoch besser als raffinierte Öle, die chemisch und mit bedenklichen Lösungen behandelt wurden.

Öle für die Hautpflege

Pflanzliche Hautöle sind ein Geschenk der Natur an unsere Schönheit. Ob aus Kernen, Nüssen, oder Samen gewonnen, sie pflegen nicht nur trockene und fettarme Haut. Auch normale und selbst fettige Haut profitiert von den wertvollen Inhaltsstoffen, allen voran den ungesättigte Fettsäuren. Öliger und normaler Haut schenken leichte Hautöle wie Jojobaöl wertvolle Feuchtigkeit, ohne zu fetten. Bei trockener, schuppiger Haut bringen reichhaltige Öle wie Mandelöl, Wildrosenöl, Granatapfelsamenöl und Hanföl den gestörten Haushalt der Lipide wieder ins Gleichgewicht. Nicht nur in den obersten Hautschichten steigern sie deren Gehalt und deren Barrierefunktion.

Arganöl *(Argania spinosa)*

Nicht nur in der Kosmetik ist Arganöl der Star der letzten Jahre. Den Baum, der kleine, mandelförmige Samen für das gelbrote, nussige Öl liefert, kennt man in Marokko seit Jahrhunderten als potenten Schönheitshelfer. Trockene und von Neurodermitis geschädigte Haut, Falten und leichte Verbrennungen sind die Abnehmer des in Handarbeit hergestellten Öles. Selbst sprödes Haar und brüchige Nägel freuen sich über eine Behandlung damit. Von vielen Inhaltsstoffen profitieren Ihre Zellen: Linolsäure hilft gegen Verhornungsstörungen und Akne. Der Fettstoff Squalen neutralisiert freie Radikale und hilft Sonnenschäden zu reparieren. Entzündungshemmend und antioxidativ wirkt Vitamin E in Form von Tocopherol. Mit ca. 600 mg/l an Vitamin E (Tocopherolen) rangiert das Öl weit vorne bei Ölen mit seiner verjüngenden Wirkung.

Avocadoöl *(Persea americana)*

Das vitaminreiche und nährende Öl passt sehr gut in Massageölmischungen und macht die Haut samtweich. Als wunderbares Transportmittel für ätherische Öle versorgt es die Haut mit viel Feuchtigkeit und ist bestens geeignet für spröde und rissige Haut.

Distelöl (Carthamus tinctorius)

Aus den Samen der Färberdistel (Saflor) gewonnen, weist dieses Öl einen sehr hohen Linolsäuregehalt auf. In seiner puren Form wird es weniger verwendet, weil es austrocknend wirken kann. Es kann aber gut in Massageöle gemischt werden.

Granatapfelsamenöl (Punica granatum)

Eva soll Adam einen Granatapfel gereicht haben. Mit ihrem roten, duftenden Fruchtfleisch werden Granatäpfel vielleicht deshalb auch Liebesäpfel genannt. Und so wie uns die Liebe erstrahlen lässt, wirkt auch das Öl als unübertroffenes Schönheitsmittel. Seit Jahrhunderten äußerst beliebt ist es im vorderen Orient und seit einigen Jahren auch in Europa. Die Samen enthalten Punicinsäure, eine Fettsäure, die bei fast allen kosmetischen Problemen stark hautregenerierend und entzündungshemmend wirkt und der Haut hilft, ihre Elastizität zu erhalten.

Hanföl (Cannabis sativa)

Aus bis zu 80 Prozent ungesättigten Fettsäuren besteht Hanföl, sehr wertvoll für Gesundheit und Schönheit ist die enthaltene Linolensäure. Allerdings ist das hochwertige Öl nur sehr begrenzt haltbar. Zur Regeneration von entzündeter und schuppiger Haut (Neurodermitis und Psoriasis) ist Hanföl wie geschaffen. Der leicht bittere Geschmack und der eigenwillige Geruch sind allerdings gewöhnungsbedürftig. Kaufen Sie nur kleine Flaschen, die am längsten im Kühlschrank halten!

Haselnussöl (Corylus avellana)

Eine sehr delikate und wunderbar duftende Rarität ist das Öl aus dieser heimischen Nuss. Es passt gut in Massageöle und Nachtcremes. In Sonnenschutzcremes besitzt es einen leichten Sonnenschutzfaktor von 3 – 4.

Jojobaöl (Simmondsia chinensis)

Die Bezeichnung Öl ist im Zusammenhang mit Jojoba eigentlich verkehrt, denn es handelt sich

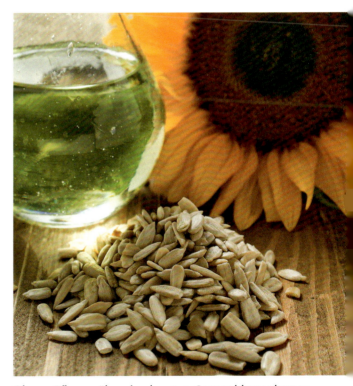

Oben Pflanzenöle wie das aus Sonnenblumenkernen eignen sich hervorragend als Kosmetiköle – für jeden Zweck.

Schön durch den Alltag

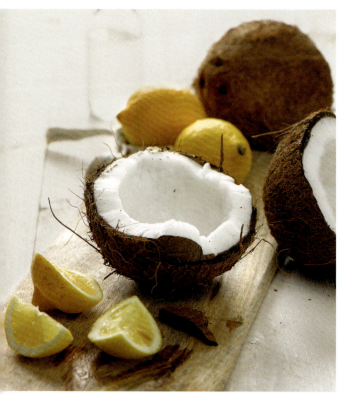

Oben Natives Kokosöl ist einzigartig. Es duftet außergewöhnlich und wirkt antibakteriell, antiviral und fungizid.

Kokosöl nativ bio *(Cocos nucifera)*

Nur das native Öl duftet so unbeschreiblich nach frischer Kokosnuss. Es ist ideal für die Gesundheit, zur Gewichtskontrolle sowie Körperpflege. Nach einem Sonnenbad wirkt es kühlend, pflegend, nährend sowie beruhigend und zieht schnell ein. Unter 23 °C ist das Öl cremig fest, in den warmen Ursprungsländern kennt man das Öl nur im flüssigen Zustand. Asiatinnen pflegen ihre langen Haare meist mit Kokosöl. Es nährt bis in die Wurzeln, verleiht traumhaften Glanz und duftet nach Sonne und Meer.

Bei Sportlern ist Kokosöl übrigens eine beliebte Speiseölvariante, da die Fettsäuren nach Abspaltung von Glyzerin direkt in die Blutbahn gelangt und dort an die Orte des Energiebedarfs geliefert werden. Für Menschen, die weder Milch noch Butter vertragen, ist das Öl zudem eine köstliche Alternative.

Leinöl *(Linum usitatissimum)*

Flachs gehört zu den ältesten Kulturpflanzen überhaupt. Aus den Samen der herrlich blau blühenden Pflanzen gewinnt man eines der gesündesten Speiseöle. Wegen seines hohen Gehaltes an ungesättigten Fettsäuren ist es aber nur kurz haltbar. In Körperöle passt es gut zur Pflege der Problemhaut, die mit Rötungen und Juckreiz zu kämpfen hat.

Macadamia-Nussöl *(Macadamia integrifolia)*

Ursprünglich in Australien und Neuseeland beheimatet, wartet die Königin der Nüsse mit hochwertigem Öl auf, das als sanfter und effektiver Hautglätter von gereizter und schuppiger

um ein Wachs, das sich gerne bei Zimmertemperatur verflüssigt. Doch das hindert das Öl aus den olivenähnlichen Früchten nicht daran, in der Zusammensetzung dem Fettgemisch auf unserer Hautoberfläche zu ähneln. Insbesondere trockene, schuppige Haut wird mit Provitamin A, Vitamin E und hochwertigen Ölsäuren versorgt. Bei optimaler Verträglichkeit zieht es rasch und ohne Fettfilm ein. In der Haut bindet es die Feuchtigkeit und reguliert den Lipidhaushalt. Bei Schwangeren beugt es Dehnungsstreifen vor. Und wenn raue, trockene Haarspitzen Ihnen zu schaffen machen, werden sie schon mit ein paar Tropfen Jojobaöl wieder glänzen.

Haut gilt. Es enthält hochwertige Fettsäuren. Palmitolein-Säure bringt den Lipidhaushalt der Haut ins Gleichgewicht. Gestresste Haut regeneriert sich rasch, auch weil sich das Öl gut verteilen lässt und rasch einzieht. Verwendung findet das Öl auch als Trägersubstanz von Cremes, Haarpflegeprodukten und Seifen.

Mandelöl süß
(Prunus dulcis var. dulcis)

Schon in der Antike wurde das kostbare Öl des Mandelbaumes verwendet, und noch heute werden seine Inhaltsstoffe, allen voran ungesättigte Fettsäuren, Linolsäure und Beauty-Vitamine aus der Gruppe E und B geschätzt. Das Öl ist so mild, dass es selbst für zarte Babyhaut infrage kommt. Auch Erwachsenenhaut macht es zart und geschmeidig. Weil es gut gleitet, wird es gerne als Massageöl und Körperbutter verwendet. Auch zur Haarpflege eignet sich Mandelöl hervorragend. Weil die Gewinnung aus Mandelkernen aber kostenintensiv ist, wird es gerne gestreckt.

Nachtkerzenöl *(Oenothera biennis)*

Aus den Samen der Nachtkerze, die ihren Namen dem kerzengeraden Wuchs und den nachts leuchtenden gelben Blüten verdankt, wird das Öl gewonnen. Als magischer Anziehungspunkt für Nachtfalter zeugt auch ihr Samenreichtum von ihrer Kraft. Das Öl daraus ist ein Pflege-Kraftpaket, das bis zu einem Fünftel aus Gamma-Linolensäure besteht. Gereizte Haut wird beruhigt und geglättet, die Zellerneuerung wird ebenso unterstützt wie die Feuchtigkeitsspeicherung der Haut. Auch normale Haut profitiert davon und wird zart

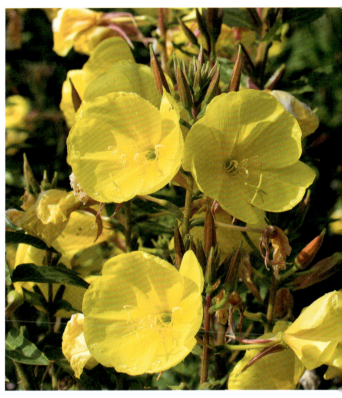

Oben Nachtkerzen öffnen ihre Blüten abends auf unvergleichliche Art.

und geschmeidig – ob in Cremes oder als pure Superpflege: Selbst kleinste Mengen entfalten in Gesichts- oder Augencremes ihre pflegende Wirkung. Auch von innen können Neurodermitis, juckende Haut, Psoriasis, hormonell bedingte Probleme positiv beeinflusst werden. Allergien und hoher Blutdruck werden damit behandelt.

Olivenöl *(Olea europaea)*

Im antiken Griechenland galt es als Geschenk der Götter und war heilig. Und ein Geschenk an unsere Schönheit ist es auch heute noch. Ein

Olivenbaum kann bis zu 2 000 Jahre alt werden. Geschmack und Geruch sowie Inhaltsstoffe sind sehr von Lage und Jahrgang abhängig. Seine Fettsäuren sind ähnlich zusammengesetzt wie unser Unterhautgewebe, was das Öl zum idealen Körperöl macht. Vitamin E fördert die Elastizität der Haut. Als Basis in Seifen sorgt Olivenöl für milde, rückfettende Reinigung, die selbst empfindliche Haut gut verträgt. Auch trockenen Haaren und empfindlicher Kopfhaut tut es gut. Es ist sehr stabil und gut haltbar. Durch seine schmerzlindernden Substanzen, ist Olivenöl ein ideales Auszugsöl für Kräuteröle wie das Johanniskrautöl oder Mohnblütenöl.

Sanddornöl *(Hippophae rhamnoides)*

Kräftig orangerot gefärbt und mit fruchtigem Duft passt dieses Multivitaminöl in Cremes, Salben, Lotionen und Massageöle für den gesamten Körper. Es enthält Provitamin A, Vitamin E, Karotin sowie reichlich mehrfach ungesättigte essenzielle Fettsäuren, Phytosterole und Spurenelemente, und so wirkt jede Rezeptur mit dem wertvollen »Roten Gold« antioxidativ und schützt vor Strahlenschäden. Das Öl belebt die Hautfunktionen, hilft bei Hautirritationen und wirkt als natürlicher Sonnenschutz. Besonders geschätzt und viel verwendet wird die Pflanze im Baltikum.

Schwarzkümmelöl *(Nigella sativa)*

Ein angenehm würzig duftendes Öl wird aus Schwarzkümmelsamen gewonnen, das seit Jahrtausenden Allheilmittel im vorderen Orient ist. Eine enge Verwandte wächst als »Jungfer im Grünen« auch in heimischen Gärten. Als Wohltat bei irritierter Haut wirkt Schwarzkümmelöl antiallergisch und lindernd.

Sesamöl *(Sesamum indicum)*

Sesamöl ist eines der ältesten Pflegeöle überhaupt. Sein hoher Gehalt an ungesättigten Fettsäuren macht das Samenöl zum Hautpflegemittel allererster Güte. Sesamöl zieht schnell ein und hinterlässt ein angenehmes, samtiges Hautgefühl. Vor allem trockene Haut freut sich über die intensive Wirkung. Der Inhaltsstoff Sesamol sorgt für einen leichten Lichtschutzfaktor, der aber keine Sonnencreme ersetzt. Dass mit dem günstigeren Sesamöl oft andere Öle gestreckt werden, heißt nicht, dass es weniger wertvoll ist. Ayurveda schreibt dem hellgelben Öl der Samen gar eine heilende und entgiftende Wirkung zu. Als ein wärmendes und pflegendes Öl ist es besonders geeignet für Haarpackungen, zur Kopfmassage und Nasenschleimhautpflege.

Sonnenblumenöl *(Helianthus annuus)*

Unser wichtiges Speiseöl beeindruckt durch einen hohen Anteil an mehrfach ungesättigter Linolsäure. Es wird gerne für Ölziehkuren verwendet, weil es Gifte und Schwermetalle ausleiten kann. Gut geeignet ist es für eine Mazeration, also einen Kräuterauszug von Ringelblumen. Als Massageöl ist es weniger geeignet, weil es leicht austrocknend wirkt.

Traubenkernöl *(Vitis vinifera)*

Das Öl ist als Kosmetikum perfekt bei unreiner Haut, innerlich eingenommen ein viel gepriesener Jungbrunnen. Es lässt sich gut für Aromamassagen mit anderen fetten Ölen mischen.

Weizenkeimöl *(Triticum aestivum)*

Kaltgepresst wird das Öl als Anti-Aging-Öl zur Vorbeugung gegen den vorzeitigen Alterungsprozess eingesetzt. Es wirkt straffend, macht die Haut zart und geschmeidig, verbessert die Elastizität des Gewebes und beugt Dehnungsstreifen vor. Der hohe Gehalt an ungesättigten Fettsäuren sowie die enorme Menge an Vitamin E neutralisiert die hautschädigenden freien Radikale.

Wildrosenöl *(Rosa rubiginosa)*

Das Hagebuttenkernöl hat eine herausragende Wirkung auf die Regenerationsfähigkeit der Haut und bekämpft verlässlich Altersflecken und Falten. Auch Operationsnarben, Couperose und Pigmentflecken verblassen bei der Anwendung. Die hohe Wirksamkeit besteht aber nur kurz. Deshalb am besten nur kleine Fläschchen oder Kapseln kaufen.

Nicht zum Essen – Badepralinen

Badezusätze bringen Entspannung und ein besonders angenehmes Hautgefühl. Zum Selbermachen eignen sich am besten Badeöle in fester Form, also Bathmelts oder Badepralinen. Sie sind im Vergleich zu Seifen viel einfacher herzustellen. Als Badeöle in fester Form bestehen sie aus festen pflanzlichen Fetten wie Kakaobutter oder Sheabutter sowie verschiedenen Kräutern und Blüten. In warmem Wasser lösen sie sich sanft auf.

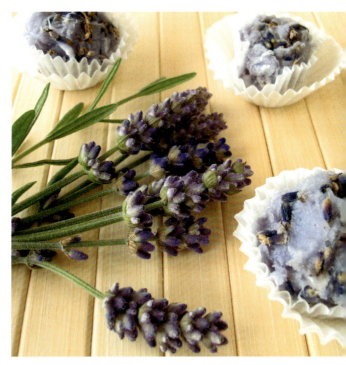

Oben »Das Leben ist wie eine Schachtel Pralinen – man weiß nie, was man kriegt.« In diesem Fall sind es Badepralinen, die Sie gut dosieren sollten.

Badepralinen

300 g Kakaobutter | 100 g Sheabutter | 125 g Vollmilchpulver | 250 g Natriumbicarbonat (Speisenatron) | 15 g ätherisches Öl oder Parfumöl

1 Die Butter sanft im Wasserbad schmelzen, sie soll nicht zu heiß werden.
2 Milchpulver und Natriumbicarbonat in die geschmolzene Butter so unterrühren, dass eine homogene Masse entsteht. Nun das Duftöl unterrühren.
3 Die Masse in Förmchen geben und erstarren lassen.

Ein schöner Mund

Ein gesunder Mund trägt viel zur Gesundheit des gesamten Körpers bei. Beständige Mundhygiene ist deshalb, außen wie innen, ein absolutes Muss. Schließlich zaubert sie nicht nur ein schönes Lächeln hervor, sie steigert auch unser Wohlbefinden. Zähneputzen ist dabei oberstes Gebot und das Angebot an Zahncremes unüberschaubar. Mit selbst gemachtem Zahnputzpulver können wir unseren Zähnen etwas Gutes tun, den Zahnschmelz schonen und die Zahn- und Mundflora mit Kräutern verbessern. Als Belohnung gibt es frischen Atem.

Zahnputzpulver

Weiße Tonerde | Kalziumkarbonat (Schlämmkreide) | Xylit (Birkenzucker) | Natursalz | ätherisches Thymian- und Zitronenöl

1 Tonerde zu gleichen Teilen mit Kalziumkarbonat (Schlämmkreide) mischen, etwas feinstes Xylit (Birkenzucker) und Natursalz zufügen und ebenfalls untermischen.
2 Mit den ätherischen Ölen sparsam beträufeln und gut vermischt in eine Dose füllen.
3 Zum Zähneputzen nimmt man mit der feuchten Zahnbürste etwas vom Pulver auf.

Lippenbekenntnisse

Die empfindliche Haut unserer Lippen muss täglich etwa 15000 Bewegungen verkraften. Nervenenden und tausende Blutgefäße sitzen deshalb gespannt direkt unter der extrem dünnen Hornschicht. Lippen haben keinen Eigenschutz wie die Haut, die sie umgibt, sie besitzen weder Talgdrüsen noch den Hautfarbstoff Melanin. Das sorgt zwar nicht nur bei Schneewittchen für Lippen, so rot wie Blut, macht die Haut aber dementsprechend empfindlich.

Mit einer Zahnbürste vorsichtig massiert, werden die Lippen samtweich. Und wer auf die Bürste noch etwas Traubenkernöl träufelt, löst dabei abgestorbene Zellschuppen. Anschließend können Sie die Lippen mit Nachtkerzenöl einreiben, das für Feuchtigkeit sorgt und feine Risse kittet.

Lippenpflegecreme

2 EL geraspeltes, unraffiniertes Bienenwachs | 8 ml Kokosöl

1 Bienenwachs und Kokosöl im Wasserbad schmelzen und gut verrühren.
2 Noch heiß in ein Döschen füllen und kalt werden lassen. Bei Bedarf auftupfen.

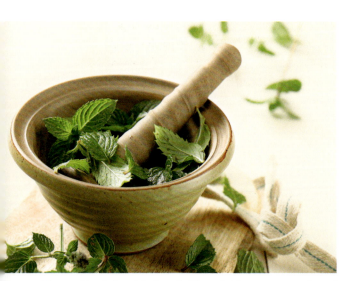

Oben Herrlich erfrischend: Minze fehlt aus gutem Grund in kaum einer Zahncreme.

Augen-Blicke

Bei der Reinigung und Pflege muss mit besonderer Vorsicht vorgegangen werden, um die Augen selbst zu schonen. Die Augenpartien bleiben deshalb von Reinigung und Masken ausgespart und werden besser nur mit Wasser gesäubert. Augen-Make-up lässt sich sehr gut mit Mandelöl entfernen, das auf angefeuchtete Wattepads geträufelt wird. Dabei zur Nase hin behutsam wegwischen, ohne dass etwas ins Auge kommt. Die Pads sollten unbedingt fusselfrei sein. Und auch Cremes dürfen nicht zu nah ans Auge geraten, sonst »kriechen« sie hinein und die Augen beginnen zu tränen. Den Abschluss bildet ein gut aufgetragenes Make-up.

Stehen Sie zu Ihren Falten
Im Zeitalter, in dem Botox mimische Falten glättet, haben sie gerade um die Augen herum aber auch viel für sich. Mark Twain kann man sicher beipflichten, wenn er sagt: »Falten sind bloß dazu da, um zu zeigen, wo Lächeln war.« Und mit Blick in die Zukunft gerichtet auch zu finden sein wird.

Unsere Augen – Fenster der Seele

Unsere ausdrucksstarken Augen spiegeln unsere Persönlichkeit wider. Dem hoch entwickelten Mechanismus mit Draht zum Gehirn sind wir alle Aufmerksamkeit schuldig. Die Haut um die Augen rahmt den Blickfang Auge. Am liebsten hätten wir sie faltenfrei, frisch und strahlend. Das Problem dabei: Die Haut um die Augen herum ist viel empfindlicher und viermal dünner als im übrigen Gesicht. Außerdem fehlt ihr viel Fettgewebe.

Augenkompressen

Alles, was in der Haut an Prozessen abläuft, zeigt sich zuerst rund ums Auge. Wer seinen Körper durch zu wenig Schlaf, Alkohol oder ungesunde Ernährung strapaziert, bekommt das mit Augenringen quittiert. Auch zu Erkältungen gehören sie dazu. Wickeln Sie je einen Eiswürfel in ein Kosmetiktuch und legen Sie diese Packungen auf die geschlossenen Augen. Es dauert zwar etwas, aber dann darf die angenehme Kühle wirken bis es unangenehm wird. Nach kurzem Augenrollen bei geschlossenen Augen streichen Sie zum Abschluss mit der Kompresse leicht über Lider und Brauen.

Ohren auf!

Dass sie bei der Pflege nicht vergessen werden dürfen, kann man sich hinter die Ohren schreiben. Mit einem in Mandelöl getauchten Wattestäbchen können Sie vorsichtig die Ohrmuschel reinigen, ohne dabei zu tief in den Gehörgang zu kommen. Danach langen Sie mit einem groben feuchten Frotteelappen kräftig zu.

Haarpracht

Ob dünn oder dick, lockig oder glatt, trocken oder fett, störrisch oder glänzend – unsere Haare sind so einzigartig wie wir selbst. Glänzendes, gesundes Haar ist der schönste Rahmen für jedes Gesicht. Wie unsere Haut bekommen auch die Haare täglich schädliche Einflüsse wie Kälte und Hitze, trockene Luft, Wind und die UV-Strahlung der Sonne zu spüren. Und weil die Haare das individuelle Aussehen so stark bestimmen, gilt ihnen unsere besondere Aufmerksamkeit.

Wenn die Haare zu Berge stehen

Der sichtbare verhornte Haarschaft steckt in der lebenden Haarwurzel, in der das Haar wächst. Jede Wurzel ist von einer Talgdrüse umringt, dem Haarfollikel, der bei jeder Bewegung des Haares eine unmerkliche Portion Fett aus körpereigener Produktion abgibt. Es überzieht den Haarschaft mit einem wasserabweisenden Schutzfilm und verhindert so, dass es spröde wird oder gar bricht. Ohne Fett würden uns struppige, trockene Haar wahrhaft zu Berge stehen. Bei der Reinigung und Pflege sollten wir deshalb schonende natürliche Mittel verwenden.

Eine Freude für Rapunzel & Co.

Soll für eine funkelnde Mähne alles ganz natürlich vonstattengehen, gibt es für die Haarwäsche nichts Besseres als abwechselnd auf Panamarinde und Seifenkraut zu setzen. Panamarinde *(Quillaja saponaria)* dient der starken Reinigung, während Seifenkraut *(Saponaria officinalis)* für die milde Reinigung gut geeignet ist. Trockene bis normale Haare werden in Folge dreimal mit Seifenkraut und einmal mit Panamarinde gewaschen. Bei fetten Haaren ist die Reihenfolge genau umgekehrt.

Um das Shampoo herzustellen werden drei Esslöffel Panamarinde beziehungsweise Seifenkraut mit 0,5 Liter Wasser auf kleiner Flamme gekocht. Seien Sie vorsichtig dabei, es kann schäumen. Danach muss der Sud ein bis zwei Stunden ziehen, bevor man mit der Haarwäsche beginnt. Beim ersten Waschen gründlich einmassieren, beim zweiten Waschgang Pfefferminztee sanft massieren, dann ausgiebig mit lauwarmem, zuletzt mit kaltem Wasser spülen, dem etwas Zitronensaft beigemengt wird.

Alarmzeichen Schuppen

Schöne Haare und gesunde Kopfhaut gehören zusammen. Der Haarzyklus wird von toten Hornzellen begleitet, die als Schuppen zusammenkleben. Werden sie im Übermaß produziert und abgestoßen, ist das sehr unschön.

Trockene Schuppen sind klein, im gesamten Haar verteilt und rieseln gerne vom Kopf. Weil die Haut zu wenig Talg produziert, werden die Kopfhautzellen zur vermehrten Teilung aufgemuntert. Fettige Schuppen sind relativ groß und oft gelblich. Ursache kann ein Hautpilz sein, den Stress, Alkohol und falsche Ernährung begünstigen. Vermeiden Sie alles, was die Kopfhaut reizen kann: aggressive Shampoos, heißes Wasser, Föhnen, Haarfestiger oder Haarsprays. Aber auch seelischer oder körperlicher Stress, Hormonumstellungen und falsche Ernährung können es rieseln lassen. »Chemischen Keulen« bewirken oft mehr Schuppen und trockene Haare. Besser ist ein mildes Haarshampoo, das sparsam und kurz einmassiert und gründlich lauwarm ausgespült wird.

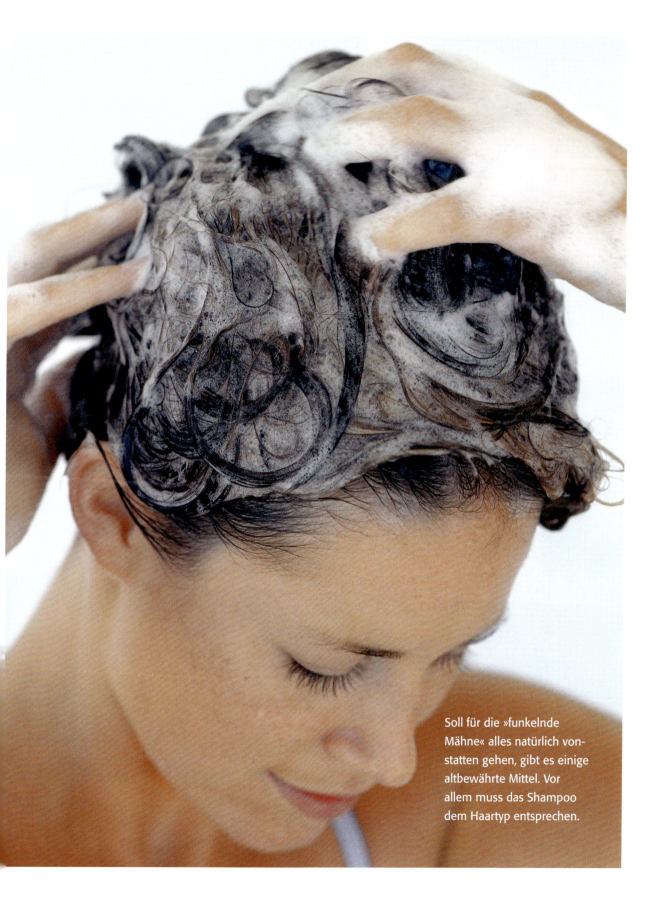

Soll für die »funkelnde Mähne« alles natürlich vonstatten gehen, gibt es einige altbewährte Mittel. Vor allem muss das Shampoo dem Haartyp entsprechen.

Essig-Spezialspülung

Wenn sich Ihre Haare nach dem Waschen kaum durchkämmen und nur schwer entwirren lassen, ist eine Haarspülung angesagt. Eine Essig-Spezialspülung entfernt Seifenreste nach jeder Haarwäsche gründlich, das Haar wird glänzend, weich und leicht kämmbar. Je nach Haartyp ergänzen Sie die Grundmischung von 100 Milliliter Wasser und 60 Milliliter Apfelessig um folgende getrocknete Blüten oder Kräuter:

- Normales Haar: je 1 TL Kamille, Spitzwegerich, Schachtelhalm
- Fettiges Haar: je 1 TL Schachtelhalm, Rosmarin, Salbei, Thymian, Panamarinde
- Feines, empfindliches Haar: Malven- und Lindenblüten
- Glanzloses Haar: 2 EL Klettenwurzel; Weizenkeime
- Kraftloses, schlaffes Haar: je 1 TL Brennnesselblätter, Kamille, Rosmarin
- Dauerwelle: Avocado, Kamille
- Haarausfall: Weidenrinde, Thymian
- Schuppen: 2 EL Klettenwurzel

Die spezielle Mischung mit heißem Wasser übergießen, 15 Minuten ziehen lassen, abseihen und mit Apfelessig vermengen. Die Spülung bleibt im Haar, das nur frottiert wird.

Wer unter Schuppen leidet, dem kann Apfelessig helfen: Tragen Sie ihn vor jeder Haarwäsche verdünnt mit einem Waschlappen auf die Kopfhaut auf. Nach 30 Minuten werden die Haare gewaschen.

Verwöhnprogramm für die Haare

Nach jeder dritten oder vierten Wäsche repariert eine Kurpackung Strukturschäden.

Olivenölpackung

Massieren Sie etwas Olivenöl in das feuchte Haar ein, vor allem in die Spitzen, und verteilen Sie dann alles mit einer Naturhaarbürste. Ein dickes Handtuch sorgt für Wärme, während das Öl 20 Minuten einzieht. Anschließend wird die Packung mit viel warmen Wasser und einer winzigen Menge Shampoo ausgewaschen.

Kräutertinktur

In ein Einmachglas mit mindestens 0,5 Liter Fassungsvermögen legen Sie ausgewählte Kräuter und übergießen sie mit einem Liter 50-prozentigem Alkohol. Das Glas wird nun luftdicht abgeschlossen und für 14 Tage an einen sonnigen warmen Platz gestellt. Durch ein Filterpapier wird nun in ein 2,5-Liter-Glasgefäß filtriert. Ergänzen Sie zwei Liter Weißweinessig. Wenn weiße Wolken im Gefäß schwimmen, wird über mehrere Kaffeefilter filtriert. Der Essig wird in Flakons abgefüllt.

Alltagspflege

Duftendes Haarwasser

Duftessig für blondes Haar
1 l hochwertiger Weißweinessig | 60 g Kamillenblüten | 100 g duftende weiße Rosenblütenblätter | 20 g Majoran

Duftessig für braunes Haar
1 l guter Rotweinessig | 60 g Salbeiblätter | 100 g duftende rote Rosenblütenblätter | 20 g Lavendelblüten

Duftessig für weißes Haar
1 l Honig- oder Weißweinessig | 100 g Kornblumenblüten | 60 g blaue Malvenblüten | 20 g Lavendelblüten | 40 Tropfen ätherisches Lavendelöl und 20 Tropfen Kamillenöl blau

1 Für einen hochwirksamen Duftessig für Haarspülungen pflücken Sie zunächst die Blüten nach Rezeptur, entfernen dann die Kelchblätter und breiten die Blütenblätter zum Trocknen auf einem Tablett aus. Im Herd bei 35 °C dauert die Trocknung nur wenige Stunden. Lassen Sie aber die Herdtür einen Spalt auf, damit die Feuchtigkeit entweichen kann.
2 Die getrockneten Zutaten in einem Glasgefäß mit Weinessig übergießen. Verschließen Sie das Gefäß und stellen Sie es 14 Tage in ein mäßig temperiertes Zimmer an die Sonne.
3 Dann brauchen Sie nur noch die Flüssigkeit zweimal zu filtrieren und in etikettierte Fläschchen füllen.
4 Für die erste Spülung benötigen Sie ein Glas Essig pro Liter Wasser, für die zweite ein halbes Glas. Das Haarwasser ist auch ein schönes Geschenk. Ihr Haar wird schimmern und duften!

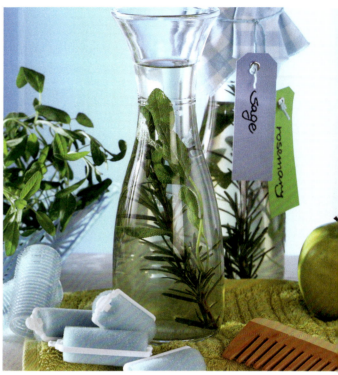

Oben Würziger Salbei und duftender Rosmarin dürfen beim haarigen Thema »Fettiges Haar« nicht fehlen.

Honighaarfestiger

250 ml destilliertes Wasser | 1 EL Honig | 5 ml Apfelessig

1 Das Wasser erwärmen, nicht kochen, dann den Honig unterrühren und den Apfelessig zugeben.
2 Den Festiger im handtuchtrockenen Haar verteilen, dann kann geföhnt werden. Schonender für das Haar ist es allerdings, wenn es an der Luft getrocknet wird. Für eine aufhellende Wirkung kann man statt Wasser auch Kamillenblütensud verwenden, also einen Aufguss aus heißem Wasser und Kamillenblüten.

Hand und Fuß

Greifen und Laufen stellen extreme Anforderungen an Hände und Füße. Sensoren an den Fingerkuppen sorgen ab dem Kleinkindalter für Präzisionsarbeit. Mit ungefähr 140 Fühlkörperchen pro Quadratzentimeter nehmen die Handinnenflächen Druck-, Bewegungs- und Vibrationsreize auf. Auch die Fußsohlen, stehen unter Belastung und zwar mit über 70 000 Nerven. Grund genug, unseren Extremitäten vermehrt Aufmerksamkeit zu schenken, zumal gerade schön gepflegte Hände und Füße das äußere Erscheinungsbild positiv beeinflussen.

Bis ein Millimeter pro Woche wächst ein Fingernagel, Fußnägel benötigen dafür einen Monat. Wie Haare bestehen auch die Nägel aus Keratin. Fingernägel wachsen bei sommerlichem Sonnenlicht übrigens um 20 Prozent schneller. Wenn Ihre Nägel brechen splittern oder sich verfärben, kann zu viel Kontakt mit Wasch- und Putzmitteln oder Lacken und Nagellackentfernern, die den Nägeln Fett entziehen, dafür verantwortlich sein. Ist das nicht der Fall, liegt möglicherweise ein Mangel an Kieselsäure, Kalzium oder Natrium vor. Sprechen Sie mit Ihrem Arzt darüber!

Nagelpflege

Nägel prägen den ersten Eindruck von einem Menschen entscheidend mit. Rissig, verfärbt oder abgeknabbert – das geht gar nicht: Finger- und Zehennägel sind Diven; Schindereien, Lack oder aggressive Chemikalien verzeihen sie nicht.

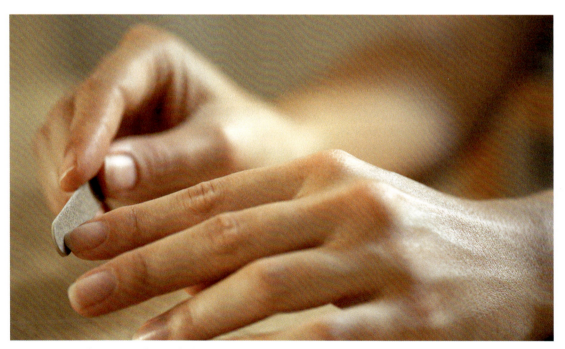

Oben Hände sind die Visitenkarte jedes Menschen. Dementsprechend benötigen sie besonders viel Zuwendung und Pflege.

Damit sie nicht brechen, splittern oder sich verfärben, müssen wir dafür einiges tun. Neben einer guten Pflege unterstützt auch die richtige Ernährung das blendende Erscheinungsbild unserer Nägel. Nüsse, Spinat, Pilze, Sojaprodukte und Hirse sind wahres »Finger-Food«!

Maniküre

Der beste Auftakt zur Nagelpflege ist ein Bad in warmem Wasser. Nach fünf Minuten können Sie die Nagelhaut vorsichtig mit einem Wattestäbchen zurückschieben. Versuchen Sie nicht, die Haut an der empfindlichen Stelle um den Nagel mit einer Schere wegzuschneiden, denn das kann schmerzhafte Entzündungen verursachen! Nach dem anschließenden Nagelschneiden empfiehlt sich die Behandlung mit einem Öl. Wie unsere Haarspitzen, die ebenfalls aus Keratin bestehen, stehen auch die Fingernägel auf Fett, und zwar in Form von rasch einziehendem Nagelöl, Handcreme oder Sheabutter. Einige Tropfen Minz-, Myrrhe-, Salbei- oder Neemöl, die in die Sheabutter eingerührt werden, wirken antibakteriell, Ringelblumen- und Lindenblütenöl beruhigt Nägel und Nagelhaut. Die Kräuteröle können als Auszugsöle (siehe S. 19) leicht selbst gemacht werden.

Olivenöl, vermischt mit ein paar Spritzern Zitronensaft ist ein gutes Nagelöl für Hände und Füße. Baden Sie Ihre Hände und Füße 15 Minuten darin, dann abspülen und trockentupfen.

Saures für die Hände

Früher waren Zitronen aus gutem Grund in jedem Haushalt Begleiter der Seife. Versenken Sie die Fingerspitzen für einige Zeit in ausgepresste Zitronenschalen oder reiben Sie sie Ihre Hände mit einer Zitronenhälfte ein. Die enthaltene Fruchtsäure löst Hornschüppchen und nimmt außerdem Verfärbungen weg.

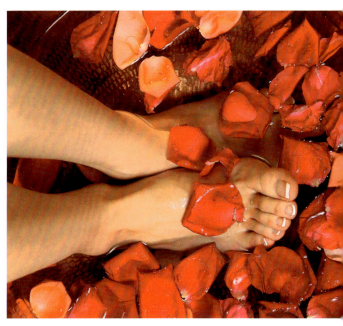

Oben Füße haben viel zu tragen und werden sehr beansprucht. Gönnen Sie ihnen ab und zu eine Pause.

Gut zu Fuß

Hornhaut und rissige Haut ist das größte Problem an den Füßen. Einmal in der Woche sollten Sie Ihren Füßen vorbeugend ein wohltuendes Schafgarbe-Honig-Bad gönnen. Dazu wird ein Esslöffel getrocknete Schafgarbe und ein Esslöffel Honig in eine große Schüssel mit warmem Wasser gegeben. Es tut den Füßen gut, wenn sie 15 Minuten darin gebadet werden. Nach dieser Behandlung können Sie gegebenenfalls die Hornhaut entfernen und die Füße dann gut mit Salbei-Sheabutter eincremen.

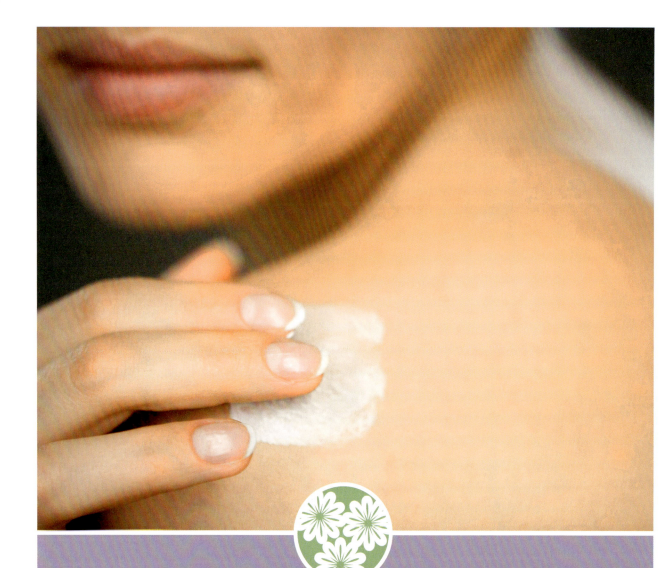

Wellen und Dellen

Die verschiedenen Problemzonen machen so manchem zu schaffen. Schlaffes Bindegewebe, ausgeleierte Oberarme, unschönes Dekolleté – viele Frauen ärgern sich über ihre körperlichen Unzulänglichkeiten, die in den meisten Fällen das Älterwerden mit sich bringt. Doch was soll alles Jammern? Niemand ist perfekt. Und bevor wir uns in Selbstmitleid baden, sollten wir lieber überlegen, was zu tun ist, um den Körper wieder auf Vordermann zu bringen und den Zustand auch dauerhaft zu erhalten.

Für die meisten Problemzonen ist gezielte Gymnastik und Bewegung das A & O und auch wenn es schwerfällt, sollte man sich dafür so oft wie möglich etwas Zeit nehmen. Daneben gibt es aber auch eine ganze Menge einfacher Rezepte, um die Haut zu straffen und zu klären.

Hals und Dekolleté

Hals und Dekolleté ziehen nicht nur Vampire, Dichter und Minnesänger an. Je nach Mode, ganz offiziell oder zuhause zeigt »frau«, was sie hat. Wer auch im nächsten Sommer noch einen schönen Ausschnitt haben möchte, muss sich um die besondere Hautpartie bemühen. Täglich 500 Drehbewegungen, 200-mal Nicken und ein paarmal den Kopf schütteln – immer in Bewegung und viel beansprucht, kommen Pflegesünden am Hals schnell ans Licht.

Nah am Busen keimen gerne kleine Hautunreinheiten. Eine Abreibung mit einer halbierten Zitrone oder einem Apfel wirken adstringierend. Ein Muss ist die gründliche Reinigung vor dem Schlaf. Nach der Dusche freut sich die Haut an Hals und Dekolleté über etwas Fett. Massieren Sie in kleinen Kreis- und sanften Klopfbewegungen etwas Mandelöl ein. Ab und zu tut auch eine Massage mit Bürste oder Handschuh gut, um danach in schnellen Aufwärtsbewegungen eine leichte Nährcreme aufzutragen – von der Brust Richtung Kinn.

Schönheitsölwickel

30 ml leicht erwärmtes Mandel- oder Weizenkeimöl | 1 Eigelb

1 Öl und Eigelb sorgfältig mischen, bis eine homogene Masse entsteht.
2 Das Ölgemisch schnell und reichlich auf Hals und Dekolleté auftragen. Den Mix mit einem Baumwolltuch über Nacht abdecken; praktisch ist ein Schonbezug für das Bett.
3 Morgens die Ölreste mit einem feuchten Tuch bei einer aktivierenden Dusche entfernen.

Der Schönheitsölwickel kann alle zwei Wochen aufgetragen werden.

Wenn wir schlafen, gönnt sich die Zone zwischen Hals und Busen eine Pause. Um nicht am nächsten Morgen »zerknautscht« aufzuwachen, empfiehlt es sich, flach mit gut abgestütztem Nacken zu ruhen. Doch nicht jeder schläft dabei gut. Alternativ können in warmen Kamillentee getränkte Tücher angewendet, die als Schal fungieren. Legen Sie die Tücher morgens einige Minuten um den Hals und auf das Dekolleté, dann sind die Knitterfalten schnell verschwunden.

Bitte nicht durchhängen

Problemzone Nummer eins ist meist unser Bindegewebe. Für Schwangerschaften muss es dehnbar sein, aber das reizen leider die Fettzellen hemmungslos aus. Sie wachsen dellenförmig zusammen und zeigen sich an der Hautoberfläche als unschöne Orangenhaut oder Cellulite. Ein weiterer problematischer Bereich sind Arme und Beine. Schon ab etwa 35 Jahren verliert speziell die Haut an den Arminnenseiten an Spannkraft. Die nachlassende Hormonproduktion lässt die Bindegewebsfasern dann ausleiern und die Haut wird trockener und dünner. Spätestens »… wenn die Oberarme länger winken als man selbst, wird es Zeit, dagegen anzukämpfen.« (Zitat: Joan Collins)

Trinken, trinken, trinken

Ein einfaches Mittel bei schlaffem Bindegewebe heißt viel trinken und eine ausgewogene Ernährung ohne viel Zucker und Salz. Trinken schwemmt Schlacken und Giftstoffe aus dem

Schön durch den Alltag

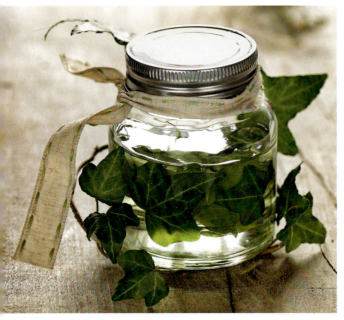

Oben Einmassiert fördert Efeu-Öl Durchblutung und Stoffwechsel und damit die Rückbildung von Orangenhaut.

Besonders effektiv ist es, wenn Sie vom Schlauch der Dusche den Duschkopf abschrauben. Der Wasserstrahl kommt dann wie aus dem Gartenschlauch geschossen. »Ist das Wasser für den gesunden Menschen ein vorzügliches Mittel, seine Gesundheit und Kraft zu erhalten, so ist es auch das natürlichste und einfachste Heilmittel.« Diesen Satz hat Pfarrer Kneipp geprägt. Sein Therapiekonzept bestand aus fünf Komponenten: Wasser, Bewegung, Heilpflanzen, Ernährung und Ordnungstherapie.

Duschen Sie Beine und Oberschenkel zuerst eine Minute mit warmem Wasser ab, danach 20 Sekunden kalt. Wer keine Wechselduschen mag, reibt sich nach dem Duschen die Haut mit einem Handtuch ab, in das Eiswürfel gewickelt sind.

Körper und festigt die Haut. Für schnelleres Entgiften wird Wasser abgekocht und warm getrunken. Etwas frisch gepresster Zitronensaft unterstützt den Vorgang und bringt frischen Geschmack.

Mitunter ist auch eine Gewichtsreduktion angesagt, Radikaldiäten machen allerdings keine gute Figur. Der Jo-Jo-Effekt, der sich meist einstellt, schwächt das Bindegewebe nur noch mehr. Deshalb lieber langsam und langfristig abnehmen. Vitamin C, Kräutertees mit Minze oder Ingwer fördern die Fettverbrennung.

Wasser marsch!

Gegen schlaffe Haut wirken Wechselduschen von warm zu kalt wahre Wunder. Das steigert die Durchblutung und regt den Stoffwechsel an.

Efeuöl gegen Cellulite

2 Handvoll grüne Efeublätter | 10 Spitzwegerichblätter | kalt gepresstes Olivenöl | 20 ml Rizinusöl | ätherische Öle: 6 Tropfen Atlaszeder-, 6 Tropfen Zypressen-, 6 Tropfen Wacholderbeer-, 12 Tropfen Zitronen-, 2 Tropfen Zimt-, 6 Tropfen Geranienöl

1 Efeublätter und Spitzwegerichblätter kleinschneiden, in ein Schraubglas füllen und gut mit kalt gepresstem Olivenöl bedecken.
2 Das Glas zuschrauben und im Wasserbad oder Dampfgarer bei 80 °C etwa zwei Stunden sieden.
3 Am nächsten Tag filtern und 80 Milliliter des Öls mit 20 Milliliter Rizinusöl auffüllen.
4 Die ätherischen Öle zugeben.

Diese einzigartige Mischung aus Efeublättern und ätherischen Ölen wirkt sanft entwässernd, straffend und durchblutend.

Armpeeling

30 ml Olivenöl | 1 TL Meersalz | Apfelessig

Olivenöl und Meersalz werden für das Peeling lediglich miteinander vermischt. Reiben Sie Arme und Ellbogen gründlich damit ab und entfernen Sie das Peeling dann wieder. Träufeln Sie abschließend etwas Apfelessig auf einen Kosmetikpad und reiben Sie die Haut damit ein.

Rosmarin-Sahne-Wickel

200 ml Schlagsahne | 5 Tropfen Rosmarinöl

In die Mischung aus flüssiger Sahne und Rosmarinöl wird eine Mullbinde getaucht. Wickeln Sie diese für zehn Minuten um die Arme, die sich bald straffer anfühlen und auch so aussehen.

Süßholzraspeln gegen Altersflecken

An Händen und Armen können Altersflecken sehr ausgeprägt sein. Es gibt spezielle Handcremes gegen Pigmentflecken, die ein Extrakt aus der Süßholzwurzel *(Glycyrrhiza glabra)*, das sogenannte Glabridin enthalten, das Pigmentierungen aufhellt.
Zur Hautaufhellung dienen aber auch andere pflanzliche Extrakte: Malve *(Malva sylvestris)*, Pfefferminze *(Mentha piperita)*, Schlüsselblume *(Primula veris)*, Frauenmantel *(Alchemilla vulgaris)*, Melisse *(Melissa officinalis)* und Schafgarbe *(Achillea millefolium)*.

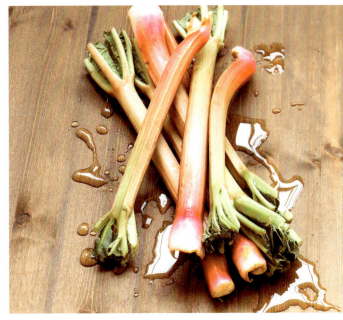

Oben Die in Rhabarber enthaltene Oxalsäure soll sich positiv auf Altersflecken auswirken.

Rhabarber-Wasser

Rhabarberschalen | Blätter der Zitronenmelisse | Wasser

1 Rhabarberschalen und Zitronenmelisseblätter in einen Topf geben, etwas Wasser dazuschütten und kurz erhitzen.
2 Mit einem Mixer gut pürieren und durch ein feines Sieb abseihen. Die Flüssigkeit in einer dekorativen Glasflasche aufbewahren.
3 Tragen Sie das Rhabarber-Wasser mit einem Tuch oder einem Wattepad auf.
Auch mit einer Mischung aus zwei Teelöffeln Apfelessig und einem Teelöffel Zwiebelsaft lassen sich Altersflecken aufhellen. Das Gemisch wird am besten mehrmals wöchentlich abends aufgetragen.

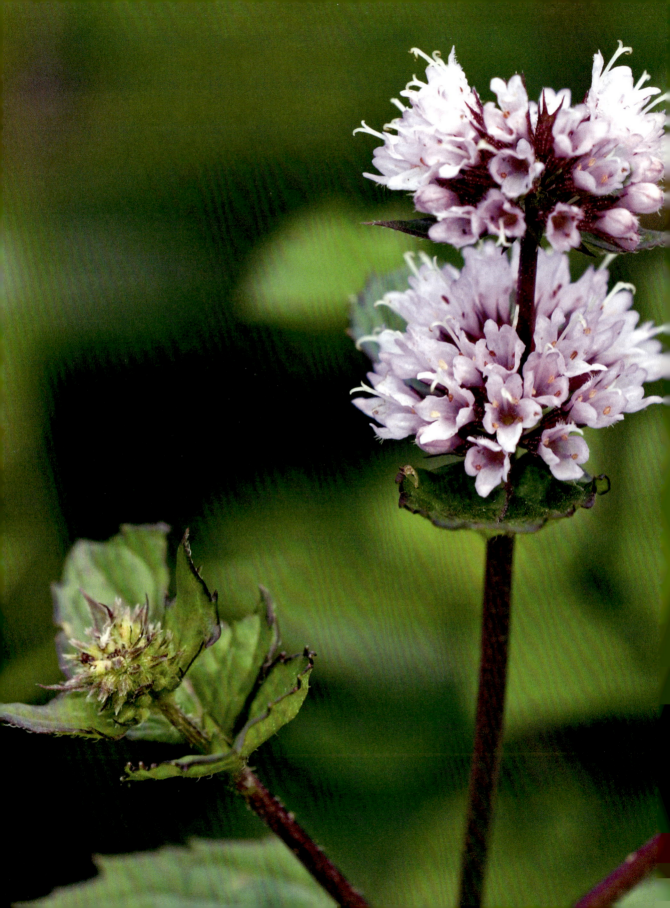

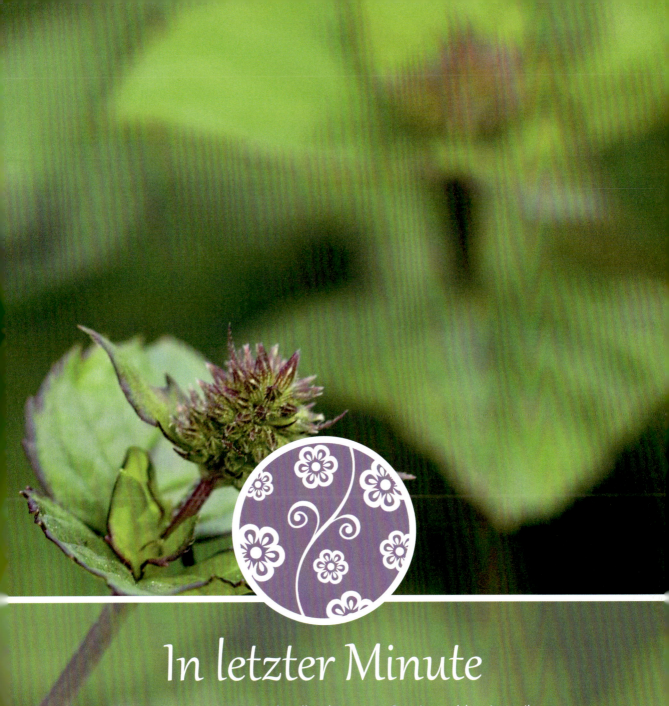

In letzter Minute

Was tun, wenn es mal schnell gehen muss? Kein Problem! Es gibt viele Rezepte und einfache Tricks, wie Sie mithilfe der Natur in kurzer Zeit für den perfekten Auftritt gerüstet sind.

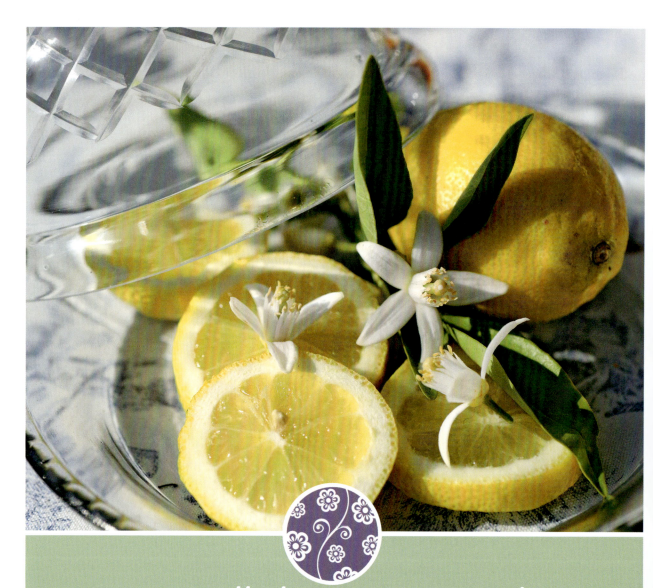

Morgendliche Muntermacher

War es nun der letzte Abend, der fühlbar zu lang war? Oder war die Nacht einfach zu kurz oder der Tag zuvor zu stressig? Diese Frage stellen wir uns hin und wieder, wenn ein müdes und verquollenes Gesicht uns im Spiegel entgegenblickt. Fast jede Haut kann davon Geschichten erzählen. Man möchte nur allzu gern schnell in eine andere Haut schlüpfen, wenn unsere Schutzschale müde und kraftlos, grau und fahl ist. Besonders in der Früh ist deshalb der Wunsch nach jungem und frischem Aussehen oft besonders groß. Beim Blick in den Spiegel glauben Sie, dass dazu viele Stunden nötig sein werden? Wenn für langwierige Restaurierungsarbeiten einfach Zeit und Muße fehlen, kommen Sie mit ein paar einfachen Tricks tatsächlich schnell und gesund zu einem frischen Aussehen.

Aufwachen!

Damit der Kreislauf in Schwung kommt, tauchen Sie Unterarme und Gesicht in kaltes Wasser. Das macht Sie nicht nur munter, sondern regt auch die Durchblutung an und das ist gut für einen frischen Teint. Wechselduschen stärken zudem den gesamten Körper.

Sie können nach dem Duschen auch einfach einen kalten Guss anschließen. Beginnen Sie damit, zuerst den rechten Fuß kalt abzuduschen, dann den linken, dann den rechten Arm und dann den linken, immer in Richtung Herz. Genügt das nicht, um Sie von geschwollenen Augen zu befreien, hilft ein Eiswürfel im Waschlappen oder ein im Kühlschrank gekühlter Löffel, der um die Augenpartie oder das ganze Gesicht gezogen wird – nicht zu lange, sonst erscheinen Rötungen.

Für eine ganz schnelle Frischekur wird lediglich ein Eiweiß steif geschlagen und die Masse auf Gesicht und Hals verteilt. Lassen Sie die Maske eine Minute einwirken, dann wird das Ganze mit lauwarmem Wasser abgenommen und Ihr Gesicht erstrahlt in frischem Glanz.

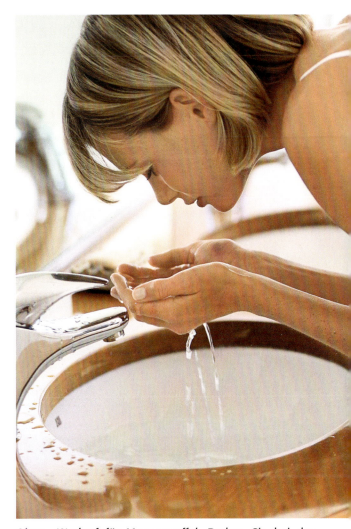

Oben Weckruf für Morgenmuffel. Drehen Sie bei der Morgenwäsche ruhig den Wasserhahn auf »kalt«.

Belebende Zitronenseife

350 ml Kokosnussöl | 350 ml Olivenöl | 280 ml Sonnenblumenöl | 70 ml Rizinusöl | 100 g Ätznatron (NaOH) | 250 g gefrorener Naturjoghurt | bei 10 Prozent Überfettung: 20 Tropfen ätherisches Zitronenöl

Bevor es aber so weit ist, wird mit Ätznatron hantiert. Schutzbrille und Schutzhandschuhe sind bei dieser Tätigkeit ein unverzichtbares Muss.

1 Kokosöl schmelzen und die Öle zugießen.
2 Mit Ätznatron und gefrorenem Joghurt unter Berücksichtigung der Sicherheitsvorschriften die Lauge herstellen. Fettmasse und Lauge auf ungefähr 38 °C abkühlen lassen.
3 Die fertige Lauge unter ständigem Rühren in das Ölgemisch fließen lassen. Mit dem Stabmixer zum Andicken bringen.
4 Das Zitronenduftöl in den Seifenbrei rühren.
5 In nichtmetallische Formen füllen, mit Backpapier abdecken, ca. fünf Tage stehen lassen.

In letzter Minute

Emergency

Vor dem Date, einem Bewerbungsgespräch oder dem lang vereinbarten Fototermin sprießt garantiert ein Pickel, gerade dann, wenn er besonders unerwünscht ist und wenn man unter Druck steht. Um die Hautunreinheit möglichst schnell unsichtbar zu machen, helfen ein paar Tricks:

Tipp Nr. 1: Ruhe bewahren! Drücken hilft nicht, sondern bringt den Entzündungsherd nur weiter ins Gewebe und dann erscheint der Pickel noch größer. Besser Sie rücken ihm mit einer desinfizierten Nadel zu Leibe. Dafür vorsichtig hineinstechen, damit die enthaltene Flüssigkeit abfließen kann. Ein frühreifer Pickel verschwindet mitunter, wenn Sie das zugehörige Härchen mit einer Pinzette vorsichtig aus der betroffenen Hautpore zupfen.

Tipp Nr. 2: Die Entzündung mit Klassikern wie Teebaumöl bremsen. Kurz vor einem Termin hilft ein Abdeckstift auf Mineralienbasis.

Der Frischekick

Fühlen Sie sich schlaff und ausgepowert, dann massieren Sie vom Haaransatz in der Stirnmitte bis zur Nasenwurzel langsam nach unten. Einen schnellen Energiekick liefern auch Körperlotionen und Gesichtscremes mit Algenextrakt, Glyzerin oder Aloe vera. Sie enthalten viel Feuchtigkeit und beleben die Haut. Nebenbei polstern sie kleine Knitterfältchen auf und geben Ihrem Gesicht so Frische.

Eine schnelle Erfrischung im Gesicht bringt auch ein Spray, und am besten ist da sicherlich ein hochwertiges Hydrolat! Ob Rose, Neroli oder Lavendel – ein Hydrolat-Gesichtsspray erfrischt nicht nur die Haut, sondern ist auch eine wahre Wohltat für die Seele. Mit kühlendem Pfefferminzhydrolat lassen sich heiße Sommertage gut beginnen. Außerdem zaubert der Pfefferminzduft nahendes Kopfweh weg.

Erfrischende Bodylotion

60 ml Jojobaöl | 60 ml Mandelöl | 20 ml Macadamia-Nussöl | ca. 4 Tropfen Sanddornöl | ätherische Öle für verschiedene Situationen

Körperöl zum Aufwachen:
20 Tropfen Grapefruit | 15 Tropfen Zitrone | 10 Tropfen Rosmarin | 5 Tropfen Pfefferminze

Körperöl für einen konzentrierten Tag:
15 Tropfen Zitrone | 5 Tropfen Ysop | 3 Tropfen Muskatellersalbei | 5 Tropfen Rosmarin | 3 Tropfen Eisenkraut

1 Alle Zutaten sanft, aber gründlich verrühren und in eine 100-ml-Glasflasche füllen.
2 Fügen Sie die ätherischen Öle nach Bedarf der Basismischung bei.

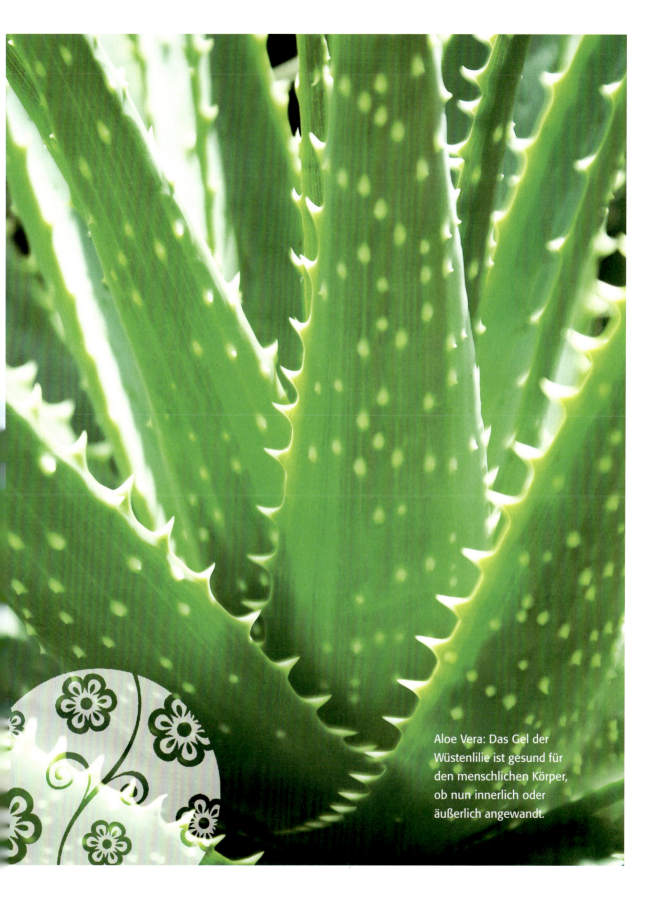

Aloe Vera: Das Gel der Wüstenlilie ist gesund für den menschlichen Körper, ob nun innerlich oder äußerlich angewandt.

In letzter Minute

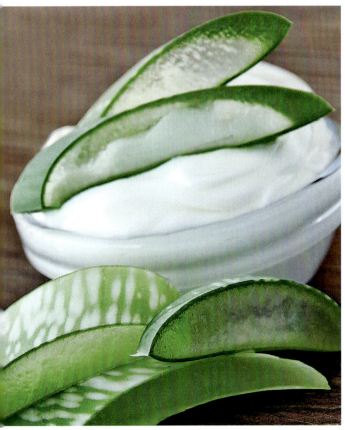

Oben Der in Aloe Vera enthaltene Milchsaft ist für die Haut überaus effektiv.

einer Aloe-Creme gelingt das gut. Sie können den Saft sogar direkt vom aufgeschnittenen Blatt auf das Gesicht verteilen, es aber auch in eine Creme verpacken. Sie ist zwar zugegebenermaßen ungewohnt schleimig, wirkt aber umso besser.

Saftgewinnung

Um den Saft der Aloe zu gewinnen, schneidet man ein Blatt dicht an der Blattspreite ab. Die zuerst austretende gelbliche Flüssigkeit verwenden Sie am besten nicht, sie ist etwas hautreizend. Halbieren Sie das Blatt in Längsrichtung, dann können Sie das durchsichtige Gel aus der Blatthälfte herauskratzen und zur weiteren Verwendung in ein sauberes Glas fließen lassen.

Zu den besten Muntermachern zählen Pfefferminze, Grapefruit oder Zitrone. Wenn Sie 15 Tropfen ätherisches Grapefruitöl und 3 Tropfen Pfefferminzöl in ein 10-ml-Roll-on-Fläschchen träufeln, mit Bio-Ethanol auffüllen und gut schütteln, haben Sie einen Frischekick jederzeit parat.

Die Spannung steigern

Gerade morgens ist die Gesichtshaut schlapp und kann etwas mehr Spannung vertragen. Mit

Aloe-Creme

12 ml Pflanzenöl | 4 g Tegomuls | 1 g Bienenwachs | 45 ml Wasser | 4 g Sheabutter | 5–10 ml Aloe-Vera-Gel | ätherische Öle: je 10 Tropfen Zitronenmelissen- u. Bergamottöl

1 Öl, Tegomuls und Bienenwachs in einem Topf im Wasserbad schmelzen.
2 Das Wasser erhitzen.
3 Den Topf mit den geschmolzenen Zutaten aus dem Wasserbad nehmen. Sheabutter zugeben.
4 Das erhitzte Wasser langsam in die Fettphase geben und rühren, bis die Creme handwarm ist.
5 Das Aloe-Gel zugeben und zuletzt nach und nach die ätherischen Öle.
Die Creme ist für trockene Haut besonders gut geeignet.

Beauty-Frühstück

So viel Zeit muss sein! Essen Sie in ruhiger, stressfreier Atmosphäre und genießen Sie mit allen Sinnen. Um Haut und Körper genügend Flüssigkeit zu liefern, sollten Sie mindestens zwei, besser drei Liter trinken. Genießen Sie ein großes Glas Wasser, noch bevor Sie zu den Muntermachern Kaffee bzw. Grüntee greifen. Grüner Tee »puscht« nicht nur kurzfristig auf, sondern wirkt als Beauty-Elixier, denn der nicht oxidierte Tee enthält sowohl Vitamin C als auch Betakarotin und beide sind Freie-Radikale-Fänger. Magnesium und Gerbstoffe wirken straffend auf das Bindegewebe. Wem Grüner Tee pur zu herb ist, findet vielleicht in mit Jasminblüten oder Vanille aromatisierten Varianten ein neues Lieblingsgetränk. Kaffee soll bereits Homer beim Verfassen der Odyssee wach gehalten haben. Trinken Sie ihn trotzdem nur in Maßen, denn er behindert die Eisenaufnahme aus der Nahrung, was wiederum die Sauerstoffversorgung des Körpers beeinträchtigt.

Natürliche Zutaten für das Frühstück, die möglichst wenig industriell bearbeitet wurden, enthalten am meisten Nährstoffe. Das ist wichtig, um Haut und Haar gut zu versorgen. Antioxidantien schützen unsere Zellen vor freien Radikalen und die sind reichlich in frischen Beeren enthalten. Was spricht dagegen, sich ein Müsli aus frischer Milch, frisch gepressten Haferflocken und Preiselbeeren zuzubereiten? Mit diesem morgendlichen Start kann der Tag kommen!

Gut versorgt in den Tag

Betakarotin wird im Körper in Vitamin A verwandelt, was die Haut länger jung hält. Der Jungbrunnen ist zum Beispiel in Karotten, Paprika und Aprikosen enthalten. Auch Vitamin E – vor allem in Haferflocken, Haselnüssen, Mandeln, Leinsamen – verlangsamt den Alterungsprozess.

Wer es lieber herzhaft zum Frühstück mag, kann sich an Harzer Käse halten. Er liefert bei wenig Fett 30 Prozent Eiweiß und Kalzium, und das ist wichtig für starke Knochen und gesunde Haut. Eier enthalten die meisten Karotinide und wenn die Hühner im Freien gehalten werden, sind meist doppelt so viel gelbe Farbstoffe enthalten wie sonst.

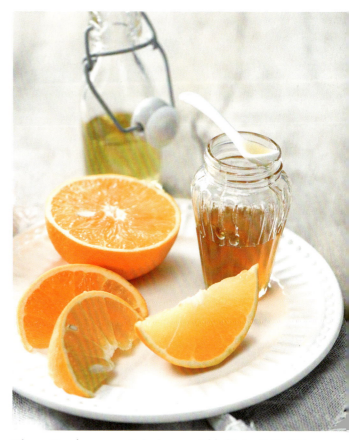

Oben Jungbrunnen: Bei einem reichhaltigen Frühstück dürfen Honig und frische Orangen nicht fehlen.

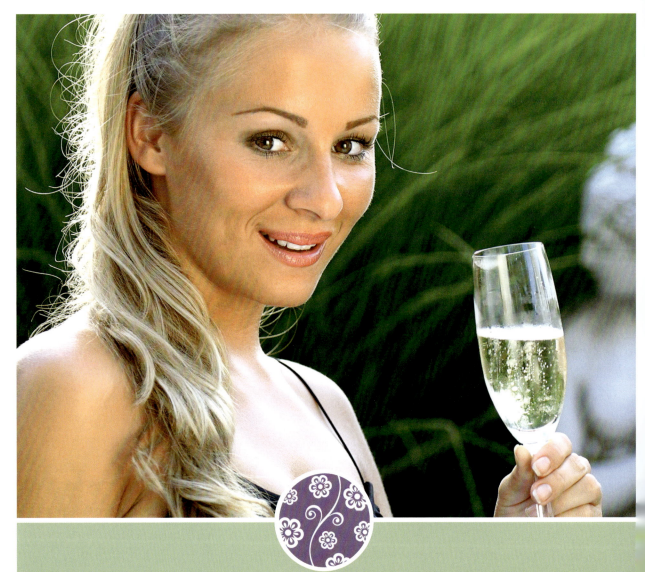

Der perfekte Abend

Das wird ein Abend! Wie oft haben Sie Kleid und Frisur vor dem Spiegel überprüft? Wenn Sie sich wohlfühlen, ist der erste Schritt in Richtung gelungener Abend gesetzt.
Doch vor dem Ausprobieren des richtigen Outfits ist noch etwas Vorbereitungszeit vonnöten. Wenn der Tag anstrengend war, hilft eine Maske, um den Teint wieder aufzufrischen. Brauchen die Hände noch eine Maniküre? Die Haare machen auch keinen tollen Eindruck mehr, aber für eine Haarwäsche ist die Zeit doch nicht mehr ausreichend? Lassen Sie sich nicht verrückt machen. Nehmen Sie sich Zeit und bürden Sie sich nicht zu viel auf: Sie wollen diesen Abend ja nicht völlig abgehetzt beginnen, sondern entspannt und voll Freude angehen. Selbst wenn es direkt vom Büro zum wichtigen Abendtermin geht, können Sie sich mit wenigen Handgriffen aufpeppen.

Aufputschmittel ohne Nebenwirkungen

Das Mittagsschläfchen der Großeltern haben wir belächelt. Heute wissen wir, dass ein kurzes Nickerchen zwischendurch ganz unserem Biorhythmus entspricht. Müdigkeit und mangelnde Konzentration treten meist zwischen 13 und 14 Uhr auf. Da hilft Powernapping, das Aufputschmittel schlechthin, und ganz ohne Nebenwirkungen, das hat selbst die NASA nachgewiesen. Eine halbe Stunde Schlaf fördert Konzentration, Kurzzeitgedächtnis und Aufmerksamkeit, steigert die Leistungsfähigkeit und macht gute Laune. Ein kurzes Schläfchen zur Mittagszeit erhöht die Konzentration des stimmungshebenden Hormons Serotonin im Blut.
Übrigens reduziert Schlaf auch das Gewicht: Müde Menschen haben größeren Appetit auf fette und süße Lebensmittel. Und wenn Sie dreimal wöchentlich mittags eine halbe Stunde schlafen, soll das Herzinfarktrisiko um 37 Prozent sinken.
Planen Sie Ihr Mittagsschläfchen nach dem Essen ein. Verdaut wird währenddessen. Wer zu Hause ist, hat es leicht. Im Büro klappen Sie den Bürosessel nach hinten und legen die Füße hoch. Der Kopf soll gut gestützt liegen. Powernapping sollte zwischen 20 und 30 Minuten dauern. Nehmen Sie zum Beispiel einen Schlüssel in die Hand. Nimmt die Körperspannung vor der Tiefschlafphase ab, fällt er Ihnen aus der Hand und weckt Sie. Wenn Geräusche oder aber absolute Ruhe beim Einschlafen stören, versuchen Sie es mit klassischer Musik aus dem Kopfhörer. Auch autogenes Training oder Yoga helfen bei der Tiefenentspannung.
Und das Gute daran: Wer sich mittags für kurze Zeit entspannen kann, ist für den Abend gut gerüstet und munter.

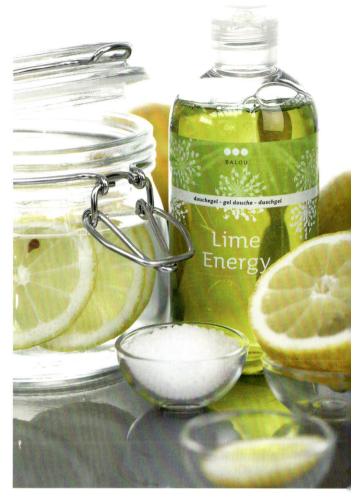

Oben Muntermacher Zitrusfrüchte: Speziell Orangenblütenwasser ist ein hervorragendes Erfrischungsmittel.

Bodysplash

Gerade an schwülen Tagen ist es unangenehm, wenn man schon verschwitzt den Abend beginnt. Dabei gibt es ein herrliches Rezept, das Abkühlung verschafft. Geben Sie 100 Milliliter Rosenwasser oder Orangenblütenwasser in eine Sprühflasche. Fertig! Ganz nach Wunsch können Sie damit Gesicht, Dekolleté, Arme und Beine erfrischen. Auf der Haut verbleibt ein herrlicher Duft.

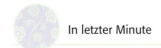

In letzter Minute

Erste-Hilfe-Packung für Hände und Füße

Eine zerdrückte Avocado, geschmolzene Schokolade, Sahne oder eine rohe geriebene Kartoffel sind wahre Wunderwaffen für trockene Haut, speziell für die Hände. Reiben Sie Ihre Hände mit einem der »Klassiker« ein, und spülen Sie die Packung nach einer Minute mit lauwarmem Wasser ab.

Was ebenfalls zu weicher Haut verhilft, ist ein Salzpeeling aus grobem Meersalz und Ihrem Lieblingsöl. Das kann Olivenöl sein, aber auch Distel- oder Avocadoöl. Und wenn Sie nichts dem Zufall überlassen wollen, geben Sie Karottensamenöl dazu. Ihre Hände und Füße werden ein echter Hingucker sein. Nun müssen nur noch Nägel und Nagelhaut mit Öl eingerieben werden, das bringt sie auf Hochglanz, und außerdem beruhigt die Tätigkeit ganz nebenbei auch die Nerven.

Schnell auf die Beine

Mit einem lauwarmen, belebenden Fußbad mit Eukalyptus, Pfefferminze und Rosmarin, helfen Sie Ihren Beinen schnell wieder auf die Sprünge. Bereiten Sie einen Tee aus den Blättern vor. Sie können nur Pfefferminze wählen, genauso erfrischend ist auch ein gemischter Tee, der mit einem Schuss Essig einem warmen Fußbad zugesetzt wird.

Frischer Atem

Zahnpasta zu Hause vergessen und Sie müssen vom Büro aus zu einer Verabredung? Machen

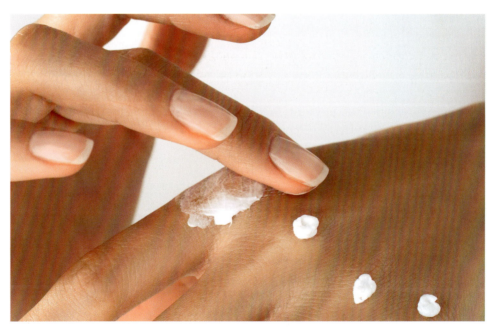

Oben Abends vor einem Termin ist bei vielen Frauen schnelle Last-Minute-Kosmetik gefragt. Auch die Hände gehören ins Programm.

Sie sich nichts daraus! Mit Salzwasser steht Ihnen eine natürliche Putzkraft aus der Natur zur Seite, auch wenn der Geschmack gewöhnungsbedürftig ist. Auch ein Teelöffel Apfelessig in einem Glas Wasser befreit von schlechtem Atem. Das Essigwasser wird dazu in mehreren Schlucken gegurgelt. Und wenn Sie Kräuter zur Hand haben, müssen Sie einfach nur das richtige Blatt in den Mund nehmen: Blitzblanke Zähne und frischen Atem bringen Basilikum, Pfefferminze und Salbei. Wenn Sie aber häufig Mundgeruch haben, genieren Sie sich nicht, den Zahnarzt aufzusuchen, es kann sich um eine ernsthafte Erkrankung handeln.

Kräuteröl mit Frischewirkung

1 Stängel Basilikum | 2 Stängel Petersilie | 50 ml Sesamöl

1 Kräuter zerkleinern, Sesamöl hinzufügen und mit einem Stabmixer glatt rühren.
2 Das Kräuteröl wird nach dem klassischen Putzen aufgetragen und für einige Minuten im Mund belassen. Spülen Sie das Öl nicht aus. Sowohl das Chlorophyll, als auch die ätherischen Öle von Basilikum und Petersilie entgiften und desinfizieren die Mundflora. Für die tägliche Zahnreinigung ist das Öl ebenso geschaffen wie für einen frischen Atem zwischendurch.

Haargenau

Fransenlook ist gefragt! Ein Pony überdeckt Stirnfalten und macht das Gesicht weicher. Und bei zerzaustem, langem Haar beugen Sie sich nach unten und bürsten es gegen den Strich. Dann binden Sie das Haar einfach zu einem Pferdeschwanz. Ein fettiger Haaransatz lässt sich unter einem breiten Haarband verstecken. Fehlt die Zeit zum Waschen, können Sie es mit einer schnellen Haarauffrischung in Form eines Kräuter-Trockenshampoos versuchen, denn damit wird Ihr Haar locker und duftig.

Kräuter-Trockenshampoo

40 g getrocknete Brennnesselblätter | 20 g getrocknete Pfefferminze | 10 g Maisstärke | 10 g Speisenatron | 17 ml Bio-Kokosöl | ätherische Öle: je 15 Tropfen Grapefruit- und Neroli- oder Ylang-Ylang-Öl

1 Die getrockneten Kräuter zu feinem Pulver mahlen und mit der Stärke und dem Natron mischen.
2 Das Kokosöl kurz erwärmen, sodass es flüssig wird, und mit den ätherischen Ölen mischen.
3 Die Öle über die Kräutermischung träufeln und rasch und sehr gründlich verrühren. Massieren Sie das Kräuter-Trockenshampoo sanft in die Kopfhaut und Haare ein. Nach einigen Minuten Einwirkzeit wird es gründlich aus den Haaren gebürstet.

Ab in die Maske

Masken sind feine Muntermacher für zwischendurch. Frische Milchprodukte, Obst und Gemüse, Honig und Eier eignen sich ganz hervorragend als Hautnahrung. Oft wirkt süße oder

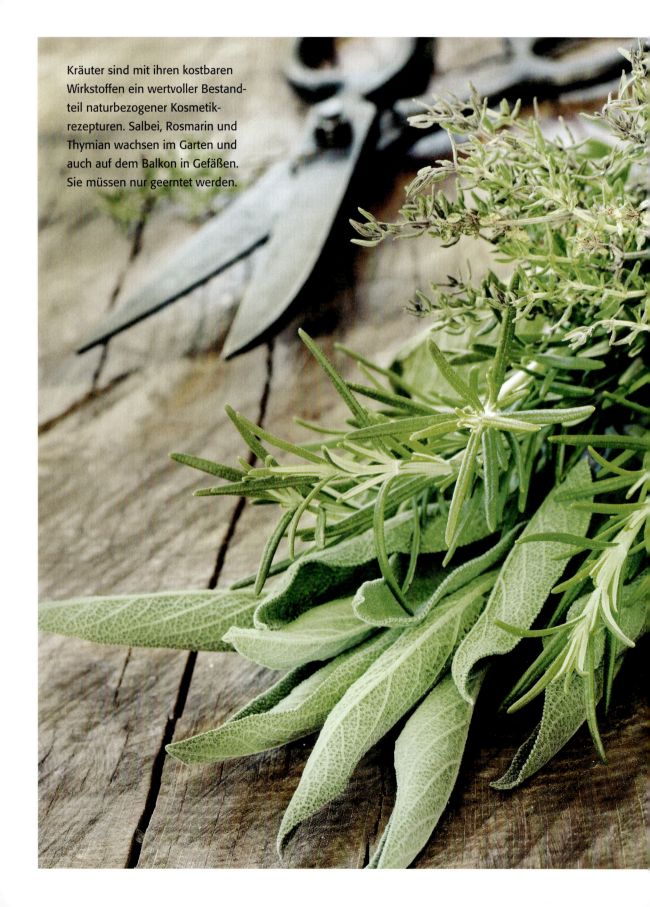

Kräuter sind mit ihren kostbaren Wirkstoffen ein wertvoller Bestandteil naturbezogener Kosmetikrezepturen. Salbei, Rosmarin und Thymian wachsen im Garten und auch auf dem Balkon in Gefäßen. Sie müssen nur geerntet werden.

saure Sahne pur aufgetragen wahre Wunder. Bereiten Sie Masken immer frisch zu, tragen Sie diese auf das gut gereinigte Gesicht, Hals und Dekolleté auf und lassen Sie sie 20 Minuten einwirken, bis das Spannungsgefühl unangenehm wird. Danach mit viel warmen Wasser abnehmen und eine typgerechte reichhaltige Pflege auftragen.

Klassisch ist seit Langem die Gurkenmaske und sie ist tatsächlich empfehlenswert. Gurken haben einen hohen Wassergehalt und versorgen die Haut mit Feuchtigkeit. Zur Hautglättung können sie eine Gurkenmaske mit Milchprodukten, zum Beispiel Quark zubereiten. Die Gurken kommen dazu einfach geraspelt in den Quark.

Wundermittel Heilerde

Für Masken jeder Art kann Heilerde als Basisbrei benutzt werden. Das feine Pulver aus Lössablagerungen besteht hauptsächlich aus Aluminiumsilikaten und verschiedenen Mineralien und wurde bereits im Mittelalter für verschiedenste Gebrechen und Beschwerden angewendet, denn es hilft sowohl innerlich als auch äußerlich. Bei unreiner Haut ist Heilerde ein Geheimtipp, aber auch äußerlich angewendet bei Gelenkschmerzen aller Art. Allerdings trocknet die Heilerde die Haut aus, zu häufig sollte man eine Maske auf dieser Basis also nicht auftragen. Wichtig ist, nach der Behandlung eine reichhaltige Creme aufzutragen.

Neben der eigentlichen Heilerde gibt es auch noch gelbe, rosa und rote Tonerde, die mehr oder weniger viel Eisenoxid enthalten. Die rosa Tonerde ist eine Mischung aus roter und weißer Tonerde und macht sich auch gut als farbliche Auffrischung in Seifen.

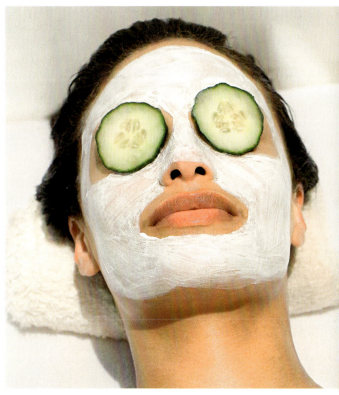

Oben Mild reinigend und remineralisierend: Heilerde-Masken spenden öliger und Mischhaut Feuchtigkeit, klären und pflegen.

Maske für erweiterte Äderchen

2 EL frisches Ananasmus | 2 EL weiße Heilerde | etwas Aloesaft

1 Aus frischer Ananas ein sämiges Mus bereiten.
2 Die Heilerde mit wenig Wasser zu einem dicklichen Brei anrühren und mit dem Aloesaft vermischen.
3 Das Ananasmus zu dem Brei geben.
20 Minuten einwirken lassen.

In letzter Minute

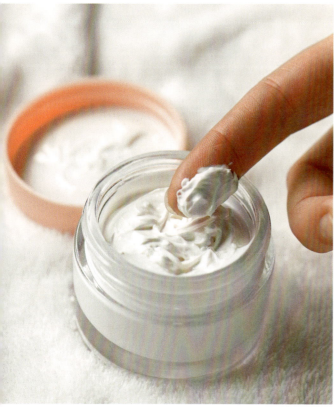

Oben Unreine Haut lässt sich mithilfe von Masken gut wieder in den Griff bekommen.

Frisch und munter

Sieht die Haut nach einem langen Arbeitstag müde aus und Sie wollen trotzdem Ihren abendlichen Termin nicht absagen? Versuchen Sie es mit einer schnellen Maske aus einem Teelöffel Honig, fünf Esslöffeln süßer Sahne und zwei Esslöffeln rosa Heilerde.

Für ein frisches Aussehen ist außerdem schnell eine Maske aus drei Esslöffeln Quark, dem Saft einer halben Zitrone und etwas Honig gezaubert.

Straffende Maske

Damit die Haut gestrafft und glatt aussieht, können Sie eine schnelle Maske aus zwei Eiweiß und zwei Teelöffeln Zitronensaft zubereiten. Die Zutaten müssen gut verrührt, dürfen aber nicht zu stark geschlagen werden.

Frische Gurken und deren Saft, frisch geriebene Äpfel mit Zitrone, Erdbeermus sind ganz besonders gut für Masken geeignet. Die Masse wird entweder pur, oder 1 : 1 mit Magerquark und/oder Sauerrahm vermischt.

Maske für unreine Haut

1 EL Heilerde | Salbeitee |
1 TL Spitzwegerichpulver | Honig

1 Die Heilerde mit wenig Wasser zu einem dicken Brei anrühren.
2 Aus Salbeiblättern einen Tee zubereiten und etwas davon dem Heilerdebrei zufügen. Achten Sie darauf, dass die Maske nicht zu flüssig wird.
3 Spitzwegerichpulver und etwas Honig unter den Brei mischen.

Schnelle Quark-Öl-Maske

3 EL Magerquark | 2 EL Joghurt |
1 TL Olivenöl | 1 Eigelb

Alle Zutaten zu einer Paste vermengen, auf das Gesicht auftragen und ca. 15 Minuten einwirken lassen und mit warmem Wasser abnehmen. Diese reichhaltige Maske frischt nicht nur vor dem Weggehen am Wochenende die Gesichtshaut auf, sie ist auch eine perfekte Make-up-Grundlage.

Der perfekte Abend

Zum Küssen

Spröde oder gar aufgerissene Lippen – das geht gar nicht bei einem Date. Zumal ein schönes Lächeln auch nur dann gelingt, wenn die Lippen nicht spannen oder gar wehtun.

Viele handelsübliche Lippenpflegestifte helfen nur sehr kurz. Das Spannungsgefühl stellt sich oft schon nach einer Stunde wieder ein. Und wirklich langfristig verbessern Pflegestife gerade im Herbst und Winter die Situation nicht.

Sehr gut hilft es, hin und wieder etwas Honig auf die Lippen zu schmieren. Aus Jojobaöl und ätherischem Öl wie Zitronenöl lässt sich außerdem ein hervorragend pflegender Lipgloss herstellen.

Mut zur Farbe

Wenn Sie gern Farbe auf den Lippen tragen, achten Sie auf Ihre natürliche Zahnfarbe. Strahlend weiße Zähne vertragen eigentlich alle Lippenstiftfarben. Vorsicht ist bei gelbgetönten Zähnen geboten: Bläuliche Nuancen wie Lilabraun, Mauve oder Beerenfarben passen gut, wogegen gelbstichige Farben wie Orange, Koralle, Kupfer den Gelbton unterstreichen. Grauen Farbeinschlägen stehen gelb unterlegte Farbtöne gut zu Gesicht. Vergessen Sie nicht, die überschüssige Lippenstiftfarbe mit einem Taschentuch abzutupfen. In Fältchen gelaufen können Sie Farbe mit einem angefeuchteten Wattestäbchen entfernen. Dann riskieren Sie keine dicke Lippe.

Pflegender Lipgloss

10 ml Jojobaöl | 3 Tropfen ätherisches Zitronen- oder Mandarinenöl

1 Die beiden Zutaten vermischen.
2 Das Öl in einen sauberen Lipglossbehälter füllen. Bei Bedarf die Lippen damit pflegen.

Lippenpflege für spröde Lippen

2 EL geraspeltes, unraffiniertes Bienenwachs | 7 ml Kokosöl

1 Die Zutaten im Wasserbad schmelzen und gut verrühren.
2 Noch heiß in ein Döschen füllen und kalt werden lassen. Bei Bedarf auftupfen.

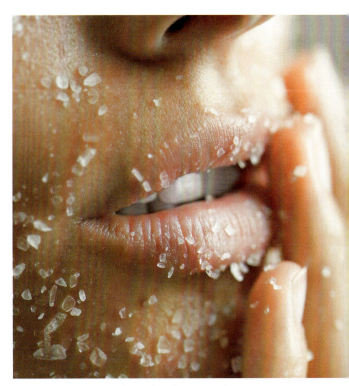

Oben Mit einem Salzpeeling können Sie Hautreste von den Lippen wegrubbeln.

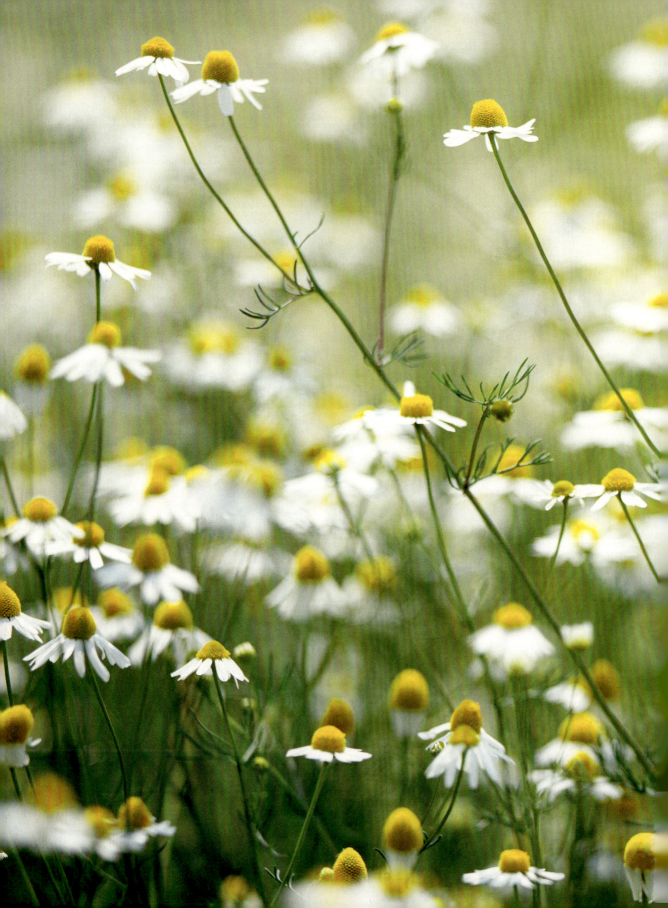

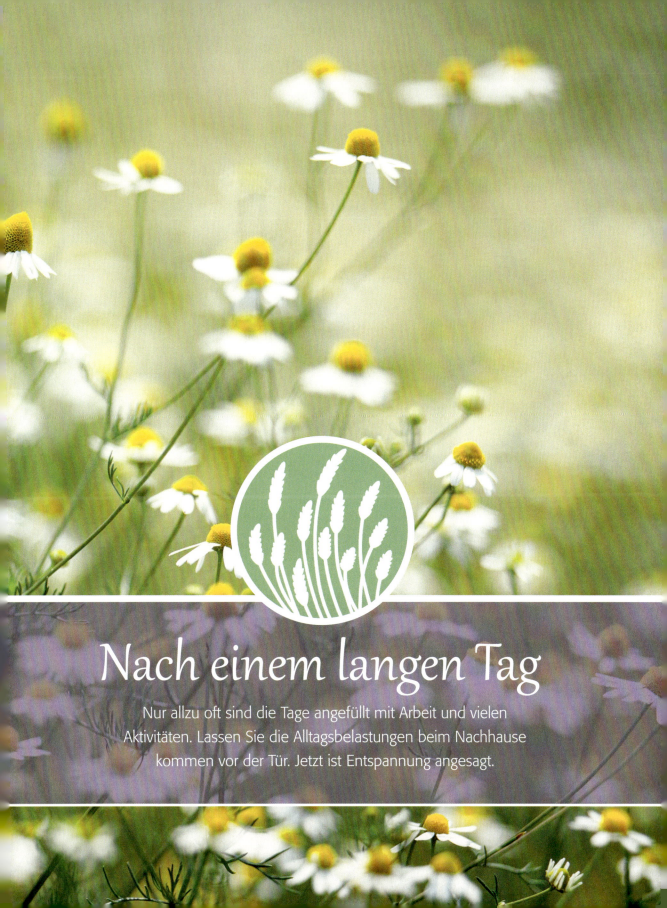

Nach einem langen Tag

Nur allzu oft sind die Tage angefüllt mit Arbeit und vielen Aktivitäten. Lassen Sie die Alltagsbelastungen beim Nachhause kommen vor der Tür. Jetzt ist Entspannung angesagt.

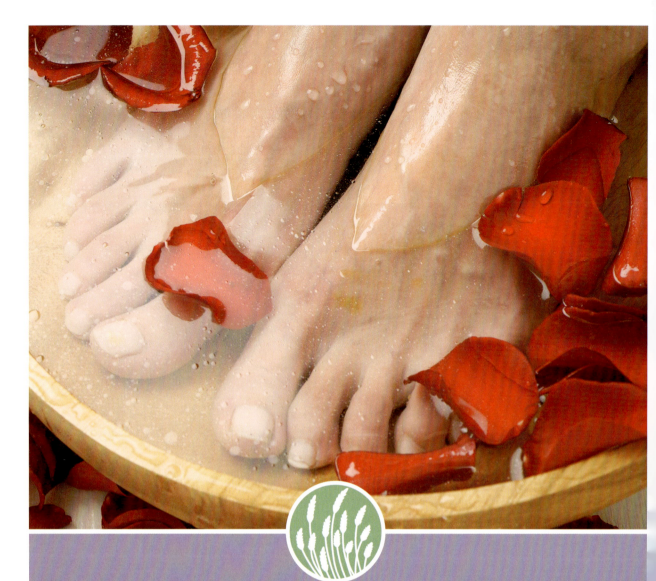

It's been a long hard day

Der Arbeitsalltag hält uns gefangen. Wir müssen Höchstleistungen bringen und wollen uns immer von unserer besten Seite zeigen. Das geht nur, wenn es zum Alltagsstress einen ruhigen Gegenpol gibt. Wenn wir es schaffen, uns am Abend zu erholen, an uns und nicht an andere zu denken und unserem Körper die Pflege und Erholung zu gönnen, die ihm zweifelsohne zusteht. Körper und Seele dürfen durch Anspannung und Überforderung nicht aus dem Gleichgewicht geraten. Fältchen oder Speckröllchen sind oft die sichtbaren Zeichen, dass wir uns vernachlässigen. Entspannen Sie sich abends in angenehmer Atmosphäre in den vertrauten vier Wänden. Machen Sie es sich nach einer Schönheitskur mit einem Buch bequem oder legen Sie Ihre Lieblings-CD ein. Sie haben sich diese Pause mehr als verdient.

Müde Beine

Schuhe ausziehen und entspannen – das ist wohl das erste, was Sie machen, wenn Sie nach einem anstrengenden Tag nach Hause kommen. Müde und geschwollene Füße und Beine – ist das Ihr abendliches Programm? Wird Ihnen bei steigenden Temperaturen das Gehen und Stehen zur Qual? Wer viel im Sitzen arbeitet und abends trotz Laufen und Bewegung oft müde oder sogar geschwollene Beine hat, hat schwer zu tragen. Ist es dazu noch warm oder heiß, schwellen die Beine noch mehr an. Mitunter fällt es dem Körper dann schwer, das Blut aus den Beinen wieder zurück zum Herzen zu befördern. Blut und Flüssigkeit sammeln sich in den Beinen an, die daraufhin anschwellen und schmerzen. Aus ofter geschwollenen Beinen können Krampfadern resultieren.

Nach einem langen Tag hilft da erst einmal: Füße hochlegen. Am besten legen Sie sich für einige Minuten flach auf den Boden und platzieren die Beine etwas höher auf einen Sessel oder das Sofa. Das entlastet nicht nur die Beine, sondern entspannt gleichzeitig den Rücken.

Im Büro an die Beine denken

Wer den ganzen Tag sitzt, sollte sich angewöhnen, wenigstens stündlich kurz aufzustehen. Das aktiviert den Blutkreislauf. Sie müssen nicht unbedingt sitzend telefonieren, und statt eine E-Mail an den Kollegen nebenan auf den Weg zu schicken, laufen Sie doch einfach selbst hinüber. Und nehmen Sie ruhig auch die Treppe, wenn das eine oder andere Stockwerk zwischen ihnen liegt. Hilfreich ist es außerdem, die Beine im Sitzen zu bewegen: Wippen Sie mit den Füßen oder spannen Sie die Wadenmuskeln ab und zu an.

Ob regelmäßiger Sport, eine halbe Stunde Walken oder Fahrrad fahren täglich – je häufiger das Training, umso besser funktioniert der Blutkreislauf Richtung Herz. Und auch wenn es der Chefetage vielleicht nicht ganz recht ist. Legen Sie – zumindest in der Pause – einmal die Beine hoch. Auch auf diese Weise helfen Sie dem Blutkreislauf auf die Sprünge.

Belebender Rosmarin

Aphrodite geweiht, galt Rosmarin seit jeher als Quelle der Jugend. Seine wertvollen ätherischen Öle beleben die Durchblutung der Haut.

Kalte Erfrischung

Bei öfter geschwollenen Beinen und Füßen ist Wasser ein einfaches, schnelles und immer verfügbares Therapeutikum. Duschen Sie am besten morgens und abends Ihre Beine ab – entweder nur kalt oder immer abwechselnd kalt und warm. Führen Sie dabei den Wasserstrahl am besten von den Fußspitzen Richtung Herz. Wenn Sie die Beine öfter mit kaltem Wasser abspülen, ziehen sich die Venen zusammen, das Blut wird schneller zurückgepumpt und die Wadenmuskulatur zieht sich zusammen. Das unterstützt die Venen zusätzlich.

Zum Wassertreten müssen Sie nicht in einen Kurort fahren. Lassen Sie Ihre Badewanne halbvoll mit kaltem Wasser laufen, das einige Tage in der Wanne bleiben kann. Steigen Sie in die Wanne und machen Sie es wie der »Storch im Salat«: Abwechselnd ein Bein nach dem anderen hochziehen.

Nach einem langen Tag

Fußbad nach einem langen Tag

1 Zitrone | 1 Stück Ingwerknolle | 2 Handvoll Beifußkraut (frisch oder getrocknet)

1 Zitrone und Ingwerknolle in feine Scheiben schneiden.
2 Zusammen mit dem Beifußkraut in eine Fußbadewanne geben und mit 2 Liter kochendem Wasser überbrühen.
3 Nach ca. 10 Minuten mit so viel kühlem Wasser aufgießen, dass es eine angenehme Temperatur für das Fußbad ergibt.
4 Baden Sie Ihre Füße gut 20 Minuten darin.

Lavendelfußbad

4 Tropfen Lavendelöl oder 1 Handvoll getrocknete Lavendelblüten

1 Lavendelöl oder die getrockneten Blüten mit einem Viertel Liter kochendem Wasser übergießen.
2 Nach 10 Minuten den Sud über einer Fußbadewanne abgießen. Etwas kaltes Wasser zufügen, sodass eine angenehme Temperatur erreicht wird.
3 Baden Sie Ihre Füße 20 Minuten darin. Noch mehr Entspannung wird beim Fußbad erreicht, wenn Sie in das knöcheltiefe Wasser

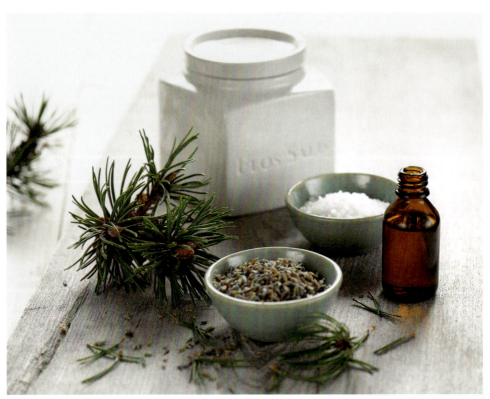

Oben   Milch, Sahne oder Salz lassen feinste Tröpfchen von ätherischem Öl im Badewasser emulgieren.

glatte Steine legen. Wenn Sie im Sitzen mit Ihren Füßen immer wieder über die unregelmäßige Oberfläche gleiten, ist das wie eine zusätzliche Fußreflexzonenmassage.

Lavendel ins Wasser

Der botanische Name des Lavendels, nämlich »Lavandula«, stammt von dem lateinischen Wort »lavare« ab und bedeutet nichts anderes als »waschen«. Und tatsächlich wurden die duftenden Blüten schon im alten Rom zum Wasch- und Badewasser dazugegeben.

Splish Splash

Nach Feierabend sollen Sie es sich gut gehen lassen. Leichte, kalorienbewusste Gerichte und gesunde Beautydrinks sind absolut empfehlenswert. Und auch ein gemütliches Bad hilft Ihnen, den Alltagsstress abzustreifen und loszulassen. Je nachdem, ob das Bad entspannend für die Seele und den Körper sein soll oder belebend für Sinne – es gibt viele natürliche Badezusätze mit unterschiedlichen Wirkungen (siehe S. 83). Ob pflegendes Badesalz, Aromabäder oder Badeperlen – nach einem Bad kommen Sie erst richtig zu Hause an.

Gerade ein Aromabad kann zum krönenden Abschluss des Tages werden! Düfte und Aromen, die aus dem warmen Wasser in die Nase steigen und uns umhüllen, können wirklich Wunder bewirken. Aber Achtung: Das Wasser sollte nicht heißer als 37 Grad sein, um den Kreislauf nicht unnötig zu strapazieren. Die beste Badezeit für den Biorhythmus ist allgemein etwa um 21 Uhr. Nach dem Bad sind Sie dann bereit für einen ganz entspannten Schlaf.

Aromatisches Badevergnügen

Besonders beim Baden wirken ätherische Öle wahre Wunder, wenn sie richtig eingesetzt werden. Aber informieren Sie sich vor dem Einsatz ätherischer Öle im Fachhandel oder bei Ihrem Arzt, denn die Aromen können nicht wahllos eingesetzt werden. Besonders Schwangere und Menschen mit erhöhtem Blutdruck sollten einige ätherische Öle nicht verwenden!

Ins Wasser geträufelt ergeben sich schöne dicke Öltropfen, denn ätherische Öle vermischen sich nicht mit Wasser, sie benötigen deshalb einen Emulgator. Mithilfe von Vollmilch, süßer Sahne oder Salz können sie gut emulgieren und so dem Badewasser zugesetzt werden.

Entspannendes Wannenbad

125 ml süße Sahne | je 5 Tropfen ätherisches Mandel- und Rosenöl | 4 Tropfen Mandarinenöl rot

Alle Zutaten werden in einer Tasse gut miteinander vermischt und dann in das lauwarme Badewasser gegossen. Das Bad macht müde.

Erholsames Wannenbad

125 ml süße Sahne | 8 Tropfen Weißtannenöl | 5 Tropfen Zitronenöl

Alle Zutaten werden in einer Tasse gut miteinander vermischt und dann dem Badewasser zugesetzt. Der Duft von Zitronen und Weißtanne lässt Sie durchatmen.

Nach einem langen Tag

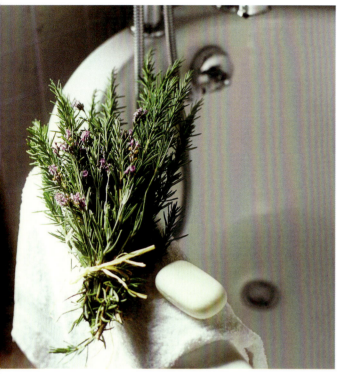

Oben Rosmarin und andere aromatische Kräuter entführen in eine Welt der Entspannung und Schönheit.

Baden wie im Meer

Badesalz hat eine lange Tradition und ist nachgewiesenermaßen nicht nur für die Haut gut. Speziell in Grippezeiten macht es die Atemwege frei. Der warme, mit Salz versetzte Wasserdampf befreit die Bronchien und ist gut für die Atmung. Außerdem glättet das Salz die Haut, denn beim Baden werden ihr weniger Salze entzogen und die Faltenbildung auf diese Weise verringert. Salze wie Natriumchlorid, Natriumphosphat oder Borax werden mit ätherischen Ölen angereichert und schon ist das Badesalz fertig. Nicht nur für sich selbst, sondern auch für liebe Menschen ein wunderbares Geschenk!

Es ist ganz einfach Badesalz selbst herzustellen. Wichtig ist aber, dass Sie grobes und qualitativ hochwertiges Salz verwenden, zum Beispiel Steinsalz oder Meersalz. Dem Himalaya-Salz wird übrigens eine besondere Heilkraft nachgesagt. Es soll mehr als 80 verschiedene Mineralstoffe enthalten, die in herkömmlichem Speisesalz unserer Breiten sonst fehlen. Das teuerste und wahrscheinlich beste Salz der Welt ist Fleur de Sel.

Grundrezept Badesalz

5 – 7 EL Blütenblätter oder Kräuter nach Bedarf | 12 Tropfen ätherisches Öl | 1 kg körniges Steinsalz

1 Blütenblätter, Kräuter und ätherisches Öl unter das Salz mischen.
2 Die Mischung eine Woche stehen lassen und zwischendurch immer wieder schütteln. Für ein Vollbad brauchen Sie eine kleine Tasse, also etwa 100 Gramm.

Bademischung »Wochenende«

1 Tasse Meersalz | süße Sahne | ätherische Öle: je 5 Tropfen röm. Kamillen- und Orangenöl süß, je 2 Tropfen Tonkabohnen- und Vanilleöl

1 Meersalz mit einem Schuss süßer Sahne gut vermengen.
2 Ätherische Öle zu der Meersalz-Sahne-Mischung geben und nochmals gut verrühren.

Die richtige Mischung

Bei noch nicht erprobten, eigenen Mischrezepturen ist es ratsam, zuerst gering zu dosieren und das Öl ein bis zwei Stunden offen stehen zu lassen. Dann nochmals mit einem Glasstab zart durchrühren und die Riechprobe machen. Dann eventuell nachdosieren. Schwere Düfte wie Tonkabohne, Zimt, Ingwer, Ylang-Ylang und Vetiver brauchen ihre Zeit, um den Duft richtig zu entfalten.

Für je eine Tasse Salz benötigen Sie:

Entspannendes Bad: 6 Tropfen Mandarine rot und 2 Tropfen Vanille

Erfrischendes Bad: 5 Tropfen Pfefferminze, 3 Tropfen Zitrone

Stärkendes Bad: 7 Tropfen Tanne, 2 Tropfen Zeder

Sinnliches Bad: 5 Tropfen Rose, 4 Tropfen Jasmin, 3 Tropfen Neroli

Aphrodisierendes Bad: 4 Tropfen Rose, 4 Tropfen Sandelholz, 2 Tropfen Patschuli, 1 Tropfen Weihrauch

Königliches Bad: 4 Tropfen Ylang-Ylang, 3 Tropfen Rose, 1 Tropfen Vetiver, 1 Tropfen Weihrauch

Träum-schön-Bad: 6 Tropfen Lavendel, 5 Tropfen Orange, 2 Tropfen röm. Kamille

Eine harmonische Verbindung: Öl und Salz

Öl und Salz ergänzen sich im Badewasser perfekt. Die Aroma-Anwendungen eignen sich zur Regeneration in jeder Stimmungslage.

Für ein Entspannungsbad sind ätherische Öle von Rose, Jasmin, Lavendel, Vetiver, Tonkabohne, Vanille in Verbindung mit Salz das Richtige. Und wenn eine Erkältung im Anmarsch ist, können Sie die Wirkstoffe von Eukalyptus, Rosmarin, Salbei, Kiefernadel, Thymian linalool nutzen. Belebend wirken Rosmarin, Thymian, Zitrone, Palmarosa, Pfefferminze, und Geranie und Zitrone bringen den Sommer ins Bad, weil sie einfach herrlich frisch riechen.

Die eigene feine Bademischung herzustellen, bereitet viel Freude. Lassen Sie ihre Nase entscheiden. Bei der Auswahl der ätherischen Öle ist aber sicher eine Fachberatung von Vorteil, weil die Dosierung der einzelnen Öle von großer Bedeutung ist. Manche Öle wie Zitrusdüfte sind leichter, von anderen genügt ein Tropfen.

Basisrezept für ein Meersalz-Ölbad

Mischen Sie eine Tasse Meersalz mit zwei Teelöffeln Pflanzenöl (siehe S. 42) und den ausgewählten ätherischen Ölen. Das Ganze ins warme Badewasser geben und mit der Hand gut verrühren. Duschen Sie das Salz nach dem Bad ganz kurz vom Körper ab. Dann können Sie Ihre Haut mit einem feinen Körperöl verwöhnen.

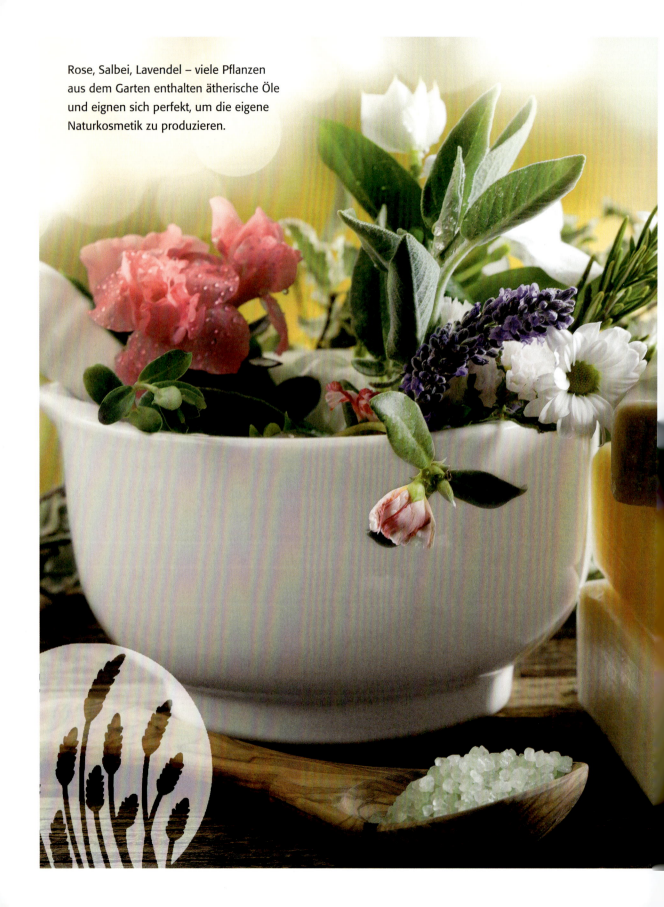

Rose, Salbei, Lavendel – viele Pflanzen aus dem Garten enthalten ätherische Öle und eignen sich perfekt, um die eigene Naturkosmetik zu produzieren.

Hautpflege nach dem Bad

Ein erholsames Bad sollte nicht länger als 15 Minuten dauern. Dann müssen Sie raus aus der Wanne und das fällt nicht immer leicht, wenn man sich gerade so schön erholt hat. Aber nach dem Abfrottieren ist das abendliche Verwöhnprogramm ja noch nicht abgeschlossen. Cremen Sie Ihre Haut mit einem Massageöl ein, das Sie, je nach Stimmungslage, erfrischt, harmonisiert, belebt oder einfach nur pflegt.

Basisrezept Körper- und Massageöl

60 ml Jojobaöl | 60 ml Mandelöl | 20 ml Macadamia-Nussöl | ca. 4 Tropfen Sanddornöl | ätherische Öle nach Belieben

1 Alle Zutaten sanft, aber gründlich verrühren und in eine 100-ml-Glasflasche füllen.
2 Auf das gereinigte, noch feuchte Gesicht, Hals und Dekolleté auftragen und sanft einmassieren oder nach dem Duschen oder Baden den ganzen Körper pflegen.
Es gibt verschiedenste Kombinationsmöglichkeiten, um die Basismischung nach Lust und Laune zu variieren. Und wenn Sie sich nicht trauen, probieren Sie einfach erst mal die folgenden Anregungen aus.

Öl-Potpourri

Reichern Sie das Basisrezept Körper- und Massageöl mit den verschiedenen ätherischen Ölen an. Und noch ein Tipp: Ein Esslöffel der Körperöle kann mit zwei Esslöffeln Honig verrührt werden und wird so zu einem feinen Badeöl.

Duft-Potpourris

Getrocknete Blüten, Blätter und Gewürze sind die Grundsubstanzen für wunderbar duftende Potpourris. Es gibt sie überall zu kaufen, aber frischer und mit einem intensiveren Duft sind selbst kreierte Mischungen.
Sie benötigen etwa drei Tassen getrocknetes Pflanzenmaterial, zum Beispiel Rosenblätter oder Lavendelblüten, und einen Esslöffel Gewürze. Die Mischung kommt in ein verschließbares Glas und wird mit einigen Tropfen ätherischem Öl ganz nach Belieben beträufelt und immer wieder vorsichtig geschüttelt. Zur Duftfixierung können Sie etwa drei Teelöffel Veilchenextrakt zugeben. Nach zwei Wochen kann das Potpourri auf einem schönen Teller seinen Duft ganz und gar entfalten.

Körperöl für empfindliche Haut
10 Tropfen Rose | 10 Tropfen Cistrose | 10 Tropfen Lavendel | 7 Tropfen Sandelholz | 4 Tropfen Weihrauch

Körperöl für innere Ruhe
15 Tropfen Rose persisch | 5 Tropfen Muskatellersalbei | 10 Tropfen Jasmin | 8 Tropfen Mandarine

Körperöl zum nach Hause kommen
10 Tropfen Orange | 10 Tropfen Sandelholz | 7 Tropfen Ylang-Ylang | 3 Tropfen Tonkabohne

Körperöl für eine sinnliche Partnermassage
15 Tropfen Rose | 8 Tropfen Bergamotte | 10 Tropfen Jasmin | 8 Tropfen Sandelholz | 3 Tropfen Vetiver

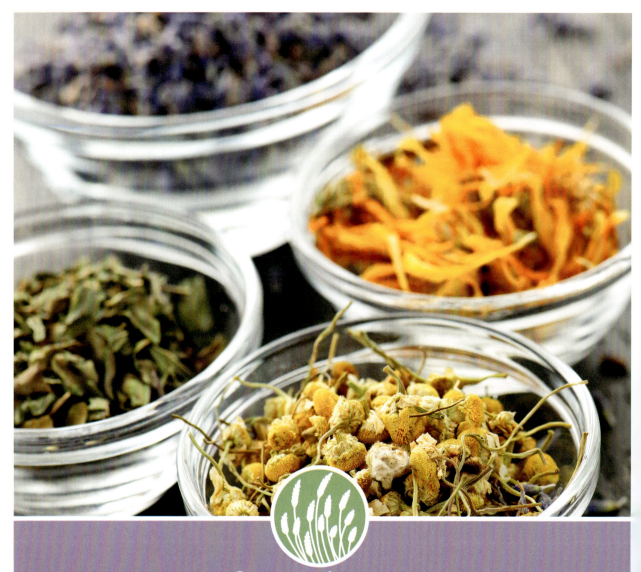

Aroma für jede Stimmung

30 Millionen Riechzellen machen unseren Geruchssinn zum höchstentwickelten und gleichzeitig ursprünglichsten unserer Sinne, unsere Nase zum hoch spezialisierten »Hightech-Organ«. Das sinnliche Entdecken der Umgebung und die damit verbundenen Erinnerungen sind wichtige Marksteine auf dem Lebensweg, der schon im Mutterleib beginnt. Viele unserer Erinnerungen verdanken wir unserer feinen Nase. Dem »Sinneserlebnis Duft« sind wir damit »schutzlos« ausgeliefert. Wir entspannen uns, umgeben von Düften, die uns Sicherheit vermitteln. Ein Dufthauch genügt und wir sind zurück in längst vergangenen Zeiten und Räumen.

Genauso gut kann der Geruchssinn etwaige Gefahrenquellen, wie zum Beispiel ein Feuer, ausmachen und uns früher davor schützen als Augen und Ohren.

Ganz natürlich, bitte!

Natürliche Düfte sind die sinnliche Sprache der Natur. Die positive Substanz einiger ätherischer Öle gewinnt in der ganzheitlichen Medizin zunehmend an Bedeutung und zeigt sich in Aromatherapien, die mit der wohltuenden Wirkung von Düften unserer Psyche auf den Grund geht. Ätherische Öle in Duftlampen und Potpourries zeigen aber auch im Alltagsleben Wirkung. Diese natürlichen Aromen können nicht nur beruhigend, sondern auch anregend wirken. Und auch der persönliche »Riecher« bestimmt über die Wirkung der jeweiligen Düfte. Wenn ein Duft bei irgendeiner Gelegenheit negativ abgespeichert ist, wird er wohl nie mehr zur Entspannung beitragen.

Harmonisierende Düfte

Wenn anstrengende Gespräche oder gar Streit im Raum stehen, hilft ein gutes Gesprächsklima und besonders ausgleichende Düfte. Mit Basilikum, Bergamotte, Bitterorange, Kamille römisch, Lavendel, Majoran, Mandarine rot, Petit Grain, Ylang-Ylang oder Zeder wird hoffentlich kaum ein Thema die Gemüter erregen. Alle spüren es: Eine ausgleichende Wirkung liegt in der Luft!

Wenn am Abend noch Arbeit ansteht

Wenn Sie müde sind und trotzdem noch einige Stunden am Abend arbeiten müssen, helfen einige Aufputschmittel: Zunächst macht ein Spaziergang an der frischen Luft munter. Trinken Sie danach Rosmarintee, mit einer frisch gepressten Zitrone. 5 Tropfen ätherisches Öl Grapefruit verbreiten von der Aromalampe aus

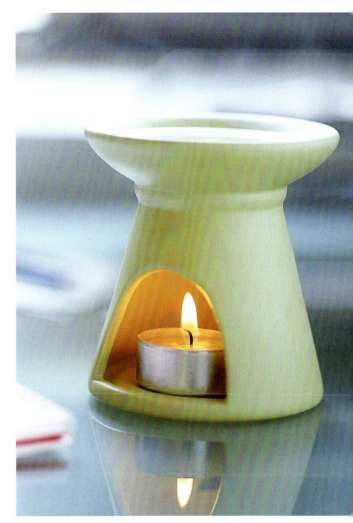

Oben Damit Raumdüfte die Sinne verwöhnen, kommen ätherische Öle nur in geringsten Dosen zum Einsatz.

Frische. Gesicht, Hals und Hände werden wieder rege, wenn Sie diese großzügig mit Rosmarinhydrolat einsprühen.

Wenn Entspannung angesagt ist

Auch für einen erholsamen Schlaf können ätherische Öle sorgen. Geben Sie in die mit Wasser gefüllte Duftlampe je drei Tropfen Lavendel, Orange süß und Kamille. Vergessen Sie aber nicht, die Kerze wieder auszublasen.

Nach einem langen Tag

Duft – flüchtiger Luxus

Zauberhafte Duftlampen hellen nicht nur düstere Abende auf. Sie hüllen jeden Raum gekonnt in leichte und angenehme Aromen. Wenn es duftet, tut das Ihrer Seele fühlbar gut. Ob Sofa, Essecke oder alter Cocktailsessel, das Wohnzimmer ist der Ort zum Relaxen. Genießen Sie Ihre Freizeit! Auch im Schlafzimmer ist eine Duftlampe Ihr Wohlfühlgarant. Würziger Wacholderduft ist keineswegs zu intensiv und deshalb genau das Richtige für wohligen Schlaf. Eukalyptus und Kampfer verleihen einen herrlich aromatischen Duft, der ans Mittelmeer erinnert. Perfekt, denn gute Träume sind damit garantiert.

In der Duftlampe verdunstet das ätherische Öl und erreicht durch die Nase unser Gehirn. Wie die Düfte unsere Stimmung beeinflussen oder therapeutisch wirken, damit befassen sich Studien. Auf jeden Fall tragen sie zu einer angenehmen Atmosphäre bei. Ein Zuviel an ätherischen Ölen sollten Sie aber vermeiden, denn das kann leicht zu Kopfschmerzen und Übelkeit führen. Räucherstäbchen gibt es ebenfalls in vielen Varianten. Sie haben aber immer einen Hauch von Exotik.

Naturrein, natürlich oder naturidentisch

In die Verdunsterschale der Duftlampe darf nur Wasser und reines ätherisches Öl, keine anderen Stoffe. Bei der Auswahl der Öle sollten Sie mit Bedacht vorgehen. Die meisten Duftöle sind nicht naturrein, sondern mit günstigen Komponenten gemischt und gestreckt.

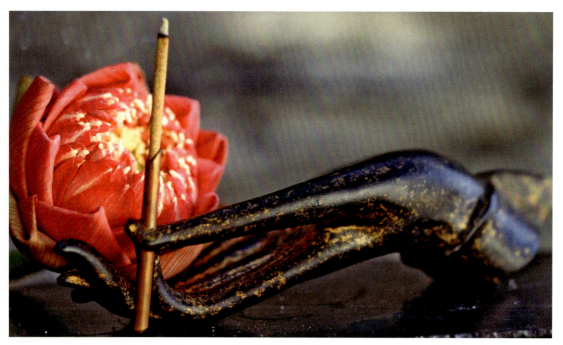

Oben Wer es exotisch mag, kann hin und wieder auch Räucherstäbchen anbrennen und sich in die Welt aus Tausendundeiner Nacht versetzen.

Klassischer Duft – Lavendel

Schon der Anblick der feinen Lavendelblüte entspannt und ein paar Tropfen des reinen ätherischen Öls lässt uns sanft von der sonnenverwöhnten Provence träumen. Der vielseitige Duft wirkt stimmungsaufhellend, entspannend und stark ausgleichend, lässt tief durchatmen, und versetzt in eine allgemein freundliche, angstfreie Stimmung.

Lavendel kann ganz vielseitig angewendet werden, zum Beispiel als Duftsäckchen zwischen der Wäsche. Dazu getrocknete Lavendelblüten pur oder mit anderen getrockneten Kräutern mischen und in Säckchen füllen. Hängen Sie diese im Kleiderschrank einfach auf die Kleiderhaken dazu. Lavendelsäckchen sind auch gern gesehene Mitbringsel. Ebenso gut können zwei bis drei Tropfen ätherisches Öl auf das Kopfkissen geträufelt werden, die dadurch das Einschlafen fördern.

Einige Tropfen ätherisches Lavendelöl in der Waschmaschine, ins letzte Spülwasser gegeben, bringt zauberhaften Duft in den Wäscheschrank. Bettwäsche mit dem Duft von Lavendel sorgt für angenehme Nachtruhe und Wollpullover in Lavendelöl gespült werden nebenbei von Kleidermotten verschont.

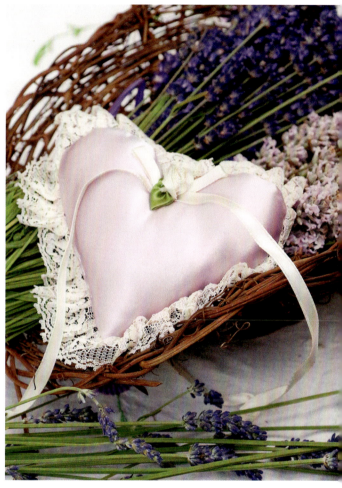

Oben Mit Lavendel können Sie ein blaues Wunder erleben: Er ist hübsch, duftet, beruhigt und entspannt.

Lavendelkreationen

Für Nase und Auge gleichermaßen geeignet ist ein Potpourri. Dazu werden frische Lavendelblüten abgestreift, mit der gleichen Menge getrockneter Rosenblütenblätter und Kamillenblüten gemischt und in eine hübsche Schale gefüllt. Ab und zu wird das Blütenpotpourri mit einigen Tropfen Lavendelöl und Rosenöl beträufelt.

Bei Nervosität und Unruhe könnte die folgende Mischung ätherischer Öle für die Duftlampe etwas zur Besserung des Zustandes beitragen: Geben Sie vier Tropfen Lavendel, zwei Tropfen Mandarine und einen Tropfen Kamille in das Wasser in der Verdunsterschale.

Bei Spannungskopfschmerz hilft eine Mischung aus vier Tropfen Lavendel, zwei Tropfen Pfefferminze und einem Tropfen Zitrone.

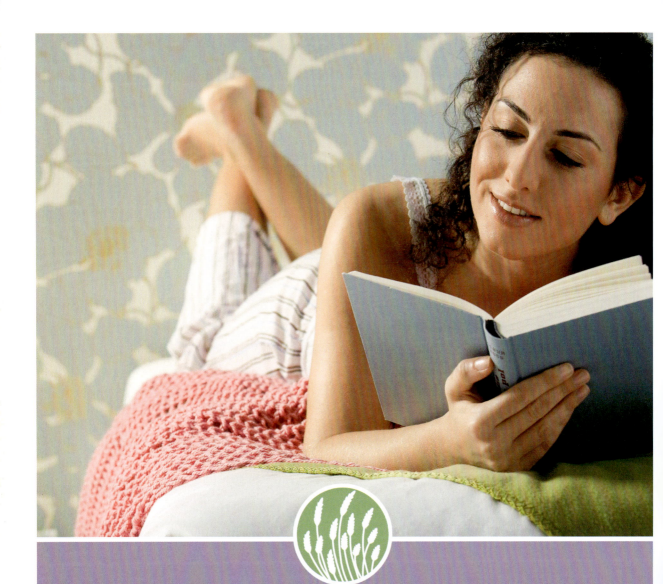

Tun Sie sich was Gutes!

Nach einem anstrengenden Tag fällt es schwer, die Gedanken abzuschalten. Oft führt das dazu, dass wir keinen Schlaf finden und am nächsten Morgen wie gerädert aufstehen. Das ist gar nicht gut, weder für unsere Stimmung noch für unseren Körper.

»Abschalten« heißt deshalb die Devise. Neben einem gesunden und leichten Essen, vielleicht Musik, etwas Bewegung spielt die Körperpflege eine wichtige Rolle. Vielleicht klappt es, den Schmutz des Tages, die Anstrengungen und den Stress abzuwaschen. Zarte, pflegende Cremes und Lotionen versöhnen uns dann hoffentlich wieder mit dem Leben.

Und dann geht es ab ins Bett. Ohne dass die Gedanken kreisen. Ohne dass wir uns hin und her wälzen und in Gedanken den nächsten Tag durchgehen.

Mit Naturkosmetik entspannt durch den Abend

Als Erstes waschen Sie sich den Alltag ab mit einer sanften Reinigung (siehe S. 32). Als anschließende Pflege nach einem langen und anstrengenden Arbeitstag passt die Gesichtscreme aus Aloe Vera (siehe S. 66). Sie belebt die Haut und reguliert deren Feuchtigkeit. Und ihre pflanzlichen Wirkstoffe stärken die natürlichen Abwehrkräfte und schützen gleichzeitig vor dem Älterwerden. Wenn Sie sich danach wunderbar sauber und gepflegt fühlen, gibt es einen frischen Minztee, der die müden Geister belebt und frisch macht.

Eine kühlende Augengelmaske nach der Computerarbeit oder eine hausgemachte Gesichtsmaske gehören mit zum abendlichen Verwöhnprogramm.

Danach kommt eine sanfte Augencreme zum Einsatz, die der feinen Haut rund um die Augen Feuchtigkeit spendet.

Um die Gesichtspflege abzurunden, gönnen Sie sich nach dem Zähneputzen auch etwas Gutes für die Lippen. Leicht und sanft zieht die Lippenpflegecreme ein (siehe S. 48) und sorgt so für ein entspanntes und tolles Hautgefühl. Direkt vorm Schlafengehen aufgetragen wirkt sie nachts besonders stark. Deshalb wird sie auch direkt neben dem Bett platziert, genauso wie die Fußcreme (siehe S. 138), die jeden Abend noch schnell aufgetragen wird.

Ab ins Bett

In seinen Tagesablauf eine gewisse Routine zu bringen, auch das hilft unbestritten beim Einschlafen. Dieselbe Zubettgehzeit bringt unseren

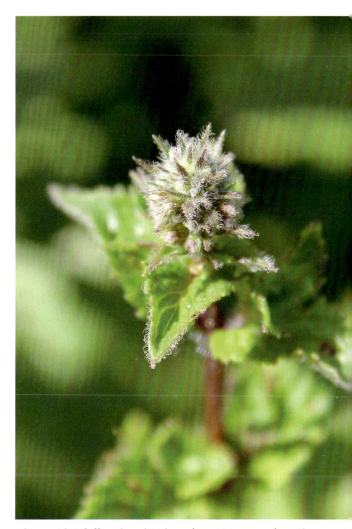

Oben Die Pfefferminze ist ein wahrer Muntermacher. Ein Minztee erfrischt müde Geister und entspannt.

Körper dazu, zur richtigen Zeit Schlafhormone zu produzieren.

Stundenlang im Bett vor sich hin zu grübeln, hilft nichts. Besser Sie stehen auf, lesen etwas Entspannendes oder hören ruhige Musik. Können Sie eine Nacht vor einem wichtigen Gespräch, Verhandlungen oder einem Wettkampf nicht einschlafen, ist das kein Problem. Wer aber partout keine Ruhe findet, sollte das Gespräch mit dem Hausarzt oder einer Schlafklinik suchen.

Nach einem langen Tag

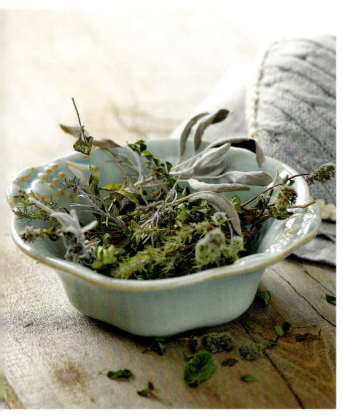

Oben   Gute Nacht: Damit die ätherischen Öle erneut entweichen können, kneten Sie Ihr Kräuterkissen leicht durch.

Was Ihnen beim Einschlafen hilft

Es gibt jede Menge Tipps und Hausmittel, die zu einem guten Schlaf verhelfen sollen. Probieren Sie doch einfach das eine oder andere aus und führen Sie nebenbei ein Schlaftagebuch, in dem sie notieren, welches Mittelchen am besten geholfen hat.

Schlummertrunk

Ein Glas Alkohol vor dem Zubettgehen als Betthupferl ist mit Argwohn zu betrachten. Alkohol macht müde, das stimmt, allerdings ist der Schlaf nur ein leichter und deshalb wenig erholsam. Statt zu ruhen, ist der Körper mit dem Abbau des Alkohols beschäftigt. Zu tief ins Glas geblickt, das hilft nicht beim Einschlafen. Schläfrig macht Sie allerdings eine Tasse beruhigender Zitronenverbenen-Tee oder eine Glas warme Milch, vielleicht mit einem Löffel Honig. Milch enthält die schlaffördernde Aminosäure Tryptophan, die mit einem Löffel Honig schnell ins Blut gelangt. Linalylacetat schaltet im Gehirn Stress aus und ist unter anderem in Lavendelöl enthalten. Auch Roibuschtee macht müde – und nicht nur das, die enthaltenen Spurenelemente und Vitamin C verhelfen zu gesundem Haar und zu festen Fingernägeln.

Machen Sie es sich beim Teetrinken auf dem Sofa gemütlich, kuscheln Sie sich in warme Decken und Polster und lassen Sie Ihren Tag auf diese Weise im Zeichen der Natur angenehm ausklingen. Ob es nur der psychischen Effekt oder das wohlig warme und entspannende Gefühl im Magen ist, es kann beim Einschlafen Wunder wirken. Vergessen Sie dabei nur nicht das Zähneputzen.

Oft hält uns der Kopf wach, weil der innere Stress einfach keine Ruhe geben will.
Denn nur reizarme Gedanken wirken gegen geistige Unruhe. Monotone Tätigkeiten wie Schäfchen zählen etwa machen müde. Rückwärts gezählt wird es etwas anstrengender. Sie können aber auch an Ihren letzten Urlaub denken und sich an eine beruhigende Situation erinnern, um dabei zu entspannen. Ein aufwühlender Thriller vor der Schlafenszeit hat wohl schon manchen Albtraum hervorgerufen. Um sich für den Schlaf auch geistig vorzubereiten, ist ein amüsantes Buch allemal besser als eine Fernsehsendung.

Schlafkissen

Für einen guten Schlaf ist das ideale Bett natürlich ganz wichtig. Nicht zu weich und nicht zu hart soll es sein; da hat jeder seine eigenen Vorstellungen. Das gilt auch für die Zudecke und das Kissen, auf das wir unseren Kopf betten. Wird etwas ätherisches Lavendelöl auf das Kopfkissen geträufelt, fördert das einen entspannten Schlaf.

Noch etwas intensiver wirkt ein Schlafkissen, das Sie selbst für sich und Ihre Lieben herstellen können. Für das Kissen müssen zunächst Kräuter gesammelt und getrocknet werden. Aber keine Angst, Sie müssen nicht alle vorgeschlagenen Pflanzen verwenden. Das ist nur eine Auswahl von Kräutern, die einem harmonischen Schlaf auf die Sprünge helfen.

In ein Schlafkissen passen Engelwurz-Stiele, Holunderblüten, Hopfen, Kalmus, Kamille, Lavendel, Mädesüß, Majoran, Orangenminze, Ringelblume, Rose, Salbei, Thymian, Waldmeister und Zitronenmelisse.

Am besten legt man sich einen Vorrat an, um das Kissen ab und zu wieder neu aufzufüllen. Dafür kommen die getrockneten Kräuter in einen luftdichten Behälter. Ein Kissen können Sie selbst nähen und dann einen besonders schönen Stoff kaufen, oder aber Sie besorgen sich einen kleinen Kissenbezug, in den die Kräuter gestopft werden. Für süße Träume schütteln Sie ganz nach »Frau-Holle-Manier« das Kissen etwas auf.

Licht aus!

Licht beeinflusst auch unsere Leistungsfähigkeit und unsere Gesundheit. Die Konzentration beziehungsweise die Ausschüttung des Schlaf-

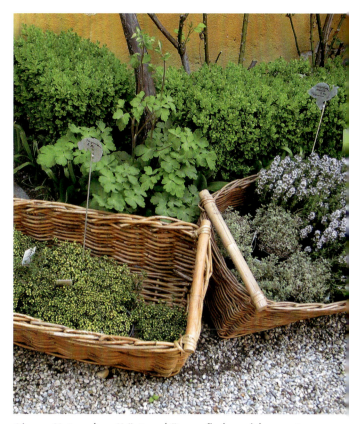

Oben Unter den Kräuterschätzen finden sich munter machende ebenso wie müde machende Düfte.

hormons Melatonin hängen auch vom Licht ab. Je nach Tageszeit braucht der Körper mehr oder weniger Licht. Es trägt seinen Anteil daran, ob man sich in einem Raum wohlfühlt oder nicht. Über die Jahrtausende hat sich unser Wesen ganz auf das verfügbare Licht eingestellt. Bei rötlichem Licht (Sonnenuntergang) werden wir müde, bei blauem Licht (Sonnenaufgang) munter. Damit macht also auch das bläuliche Bildschirmlicht unruhig und hemmt nachgewiesen die Ausschüttung von Schlafhormonen. Die Lichtqualität bringt Wohlbefinden und Gemütlichkeit in Ihr Zuhause.

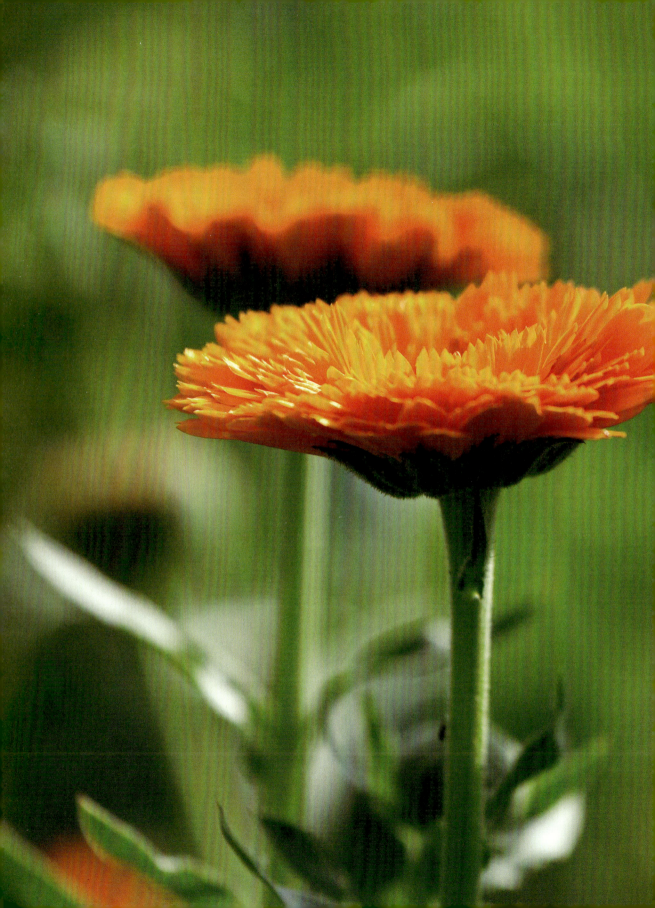

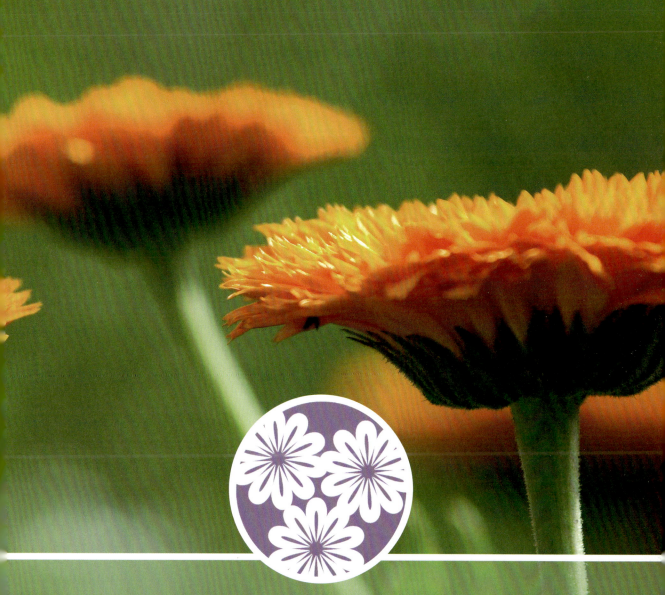

Ein Verwöhn-Wochenende

Sich Zeit nehmen und sich dann auch Zeit lassen. Fürs Wohlfühlen braucht es eben Zeit. Dieses Wochenende gehört Ihnen – und vielleicht auch einer Ihrer Freundinnen.

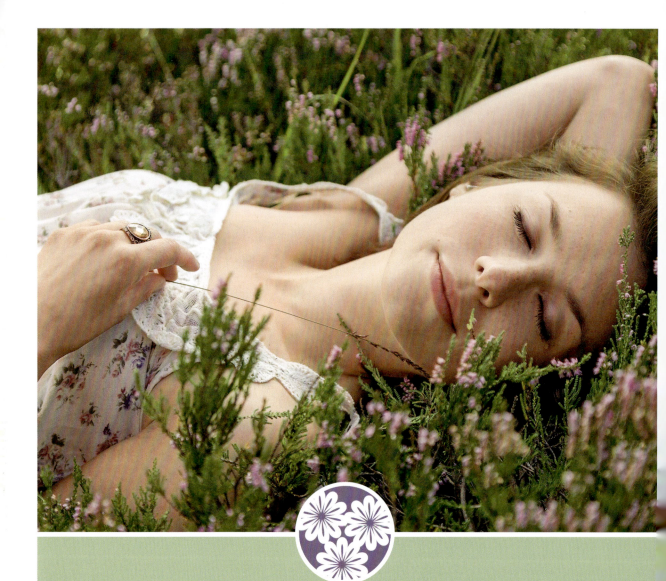

Warum strahlen Sie so?

Das Wichtigste ist doch, sich wohl in seiner Haut zu fühlen. Das sorgt für eine rundum positive Ausstrahlung, die anziehend wirkt. Es gefällt sicher nicht nur Ihnen, wenn Sie selbstbewusst als starke Powerfrau auftreten und nicht als ängstliche graue Maus.

Wenn Ihnen der Stress zu viel wird, und die innere Ruhe und Ausgeglichenheit abhandengekommen ist, gönnen Sie sich eine kleine Auszeit. Ein paar Tage oder auch nur Stunden auszuspannen, hat eine heilende Wirkung und setzt Kräfte, die Sie innerlich und äußerlich in neuer Frische erstrahlen lassen. Ein gemütliches Beauty-Wochenende, ganz für Sie allein oder zu zweit, mit dem Partner oder der besten Freundin, macht das möglich. Und vergessen Sie eins nicht: Lachen Sie zwischendurch, das ist die beste Schönheitskur und macht glücklich.

Sorgenfalten ade!

Will man Schönheit nur auf Optik reduzieren, ist das ein Fehler. Denn Schönheit ist nicht nur auf Äußerlichkeiten begrenzt. Nein, Schönheit kann man auch hören und riechen oder schmecken und ertasten. Körper, Geist und Schönheit lassen sich nicht unabhängig voneinander betrachten!

»Wie kann man denn nur so strahlen? Vielleicht liegt's am richtigen Job?«, lautet die Antwort, die zugleich die Botschaft einer österreichischen Werbekampagne ist.

Das Positive, das Strahlen, ist genau der Zustand, zu dem nicht nur die richtigen Jobs verhelfen können. Wer wie schon Hans im Glück, trotz vermeintlicher Fehlschläge seinem Leben immer nur Positives abgewinnen kann, kann auf sich und seine Umwelt gleichermaßen gelassen zugehen. Sich mit Menschen, mit neuen Ideen oder auch mit der Vergangenheit auseinanderzusetzen und nicht nur an der Oberfläche zu schwimmen, weckt den Entdeckergeist. Die gewohnten Wege – ob nun beruflich oder in der Freizeit – auch mal zu verlassen und eine andere Route zu nehmen, um nicht abzustumpfen, geht in die gleiche Richtung. Wenn auch nicht alles glücklich macht, so bleiben Sie doch bitte immer auf der Suche nach dem Glück. Erfüllung, Selbstbestimmtheit, Sicherheit und Flexibilität stehen heute in der Arbeit wie im Privatleben an vorderster Stelle. Und wer glücklich ist, kann ein Stück davon auch immer an seine Umwelt abgeben und zurückgeben.

Kostenloses Anti-Aging

Lachen ist gesund, das ist sogar wissenschaftlich untermauert. In Lachtherapien und Workshops wird das Lachen wieder gelernt, denn im Arbeitsalltag bleibt die Fröhlichkeit oft auf der Strecke.

Lachen ist gesund und ein kostenloses Anti-Aging-Programm, das die Haut mit Sauerstoff versorgt, strafft und jung hält. In anstrengenden Situationen verlangsamt Lachen den Ausstoß des Stresshormons Adrenalin. Herzschlag und Muskeln entkrampfen sich. Eine Minute Lachen wirkt so erfrischend wie 45 Minuten Entspannungstraining.

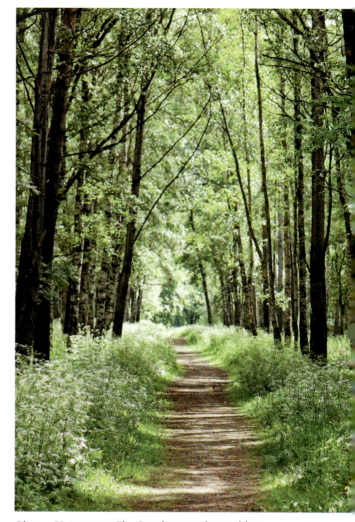

Oben Natur pur: Ein Spaziergang im Wald tut unserer Seele gut.

Ein Verwöhn-Wochenende

Lachen stärkt unsere Abwehrkräfte und aktiviert die Immunabwehr.

Zwei bis drei Minuten herzhaftes Lachen sollen gesundheitlich so viel bringen wie 15 Minuten Joggen, sagen die Lachforscher. Lachen schüttelt das Zwerchfell, massiert dabei Leber, Galle, Milz und den Magen-Darm-Bereich und fördert die Verdauung. Lachen kurbelt die Produktion schmerzstillender und entzündungshemmender Stoffe im Blut an und lindert Kopf-, Zahn- und Muskelschmerzen.

Versuchen Sie einmal nicht zu lachen! Spätestens dann werden Sie die Kraft erkennen, die sich im Grinsen oder Losprusten ihren Weg bahnt. Und selbst wenn's nichts zu lachen gibt: Um ein Lächeln können Sie sich immer bemühen.

Das ist Ihr Tag!

Sofa, Kuschelsocken und die TV-Bedienung – ist das Ihre Vorstellung von einem Relax-Tag? Sicher, so lässt es sich zu Hause gemütlich leben. Ab und zu sollten Sie aber ein Verwöhn-Wochenende einplanen, das für Körper und Seele eine echte Erholung bietet und neue Kräfte für die bevorstehenden Aufgaben freisetzt.

Machen Sie sich zunächst einen Plan für das Wochenende und kaufen Sie alles Nötige ein. Obst und Gemüse für ein gesundes Frühstück, Meersalz, gutes Pflanzenöl, Milchprodukte und noch mehr für ein Bad, ein Peeling, eine Maske.

Nur mit der Ruhe

Nicht umsonst verschlafen wir ein Drittel unseres Lebens. Ein gesunder Schlaf lädt unseren aufgebrauchten Akku mit Energie auf. Nachts arbeitet unser vielbeschäftigter Körper auf Hochtouren an seiner Reparatur und Versorgung. Die Haut ist dann hellwach: Sie nimmt fett- und wasserlösliche Pflegestoffe besser auf, schüttet Wachstumshormone für die Zellregeneration aus, gleicht UV-Schäden im Eilverfahren aus und kleinste Zellen teilen sich achtmal schneller als am Tag. Kurz nach Mitternacht teilen sich die Hautzellen mit der größten Geschwindigkeit. Die Haut regeneriert sich nun am besten. Bei Kurzschläfern halten sich der Appetitzügler Leptin und der appetitanregende Botenstoff Ghrelin nicht die Waage, sie können den Schlaf also nicht richtig nutzen. Denn tatsächlich nehmen Langschläfer dauerhaft im Schlaf ab. Ein gleichmäßiger Schlafrhythmus ist genauso wichtig wie die Schlafzimmertemperatur von ca. 18 °C.

Wenn Sie am Wochenende oder an einigen freien Tagen also ein Verwöhnprogramm eingeplant haben, dann sollten Sie sich unbedingt genügend Schlaf gönnen. Stellen Sie sich für den Morgen keinen Wecker. Wenn Sie dennoch zu gewohnter Stunde die Augen öffnen, sagen Sie genießerisch »Pff!« und drehen sich noch einmal genüsslich um.

Luxus-Frühstück

Ein reichhaltiges Frühstück, so wie es viele Hotels anbieten, können Sie auch zu Hause haben. Früchte sollten auf jeden Fall auf den Frühstückstisch kommen. Sie sind echte Muntermacher, liefern Vitamine und Energie. Vollkornflocken liefern Kraft, angeröstet mit Honig in der Pfanne schmecken sie noch besser. Essen Sie, was Ihr Herz begehrt. Und danach ist eine Pause angesagt. Zeit, um Ihren Lieblingslesestoff ausgiebig zu studieren und zu faulenzen.

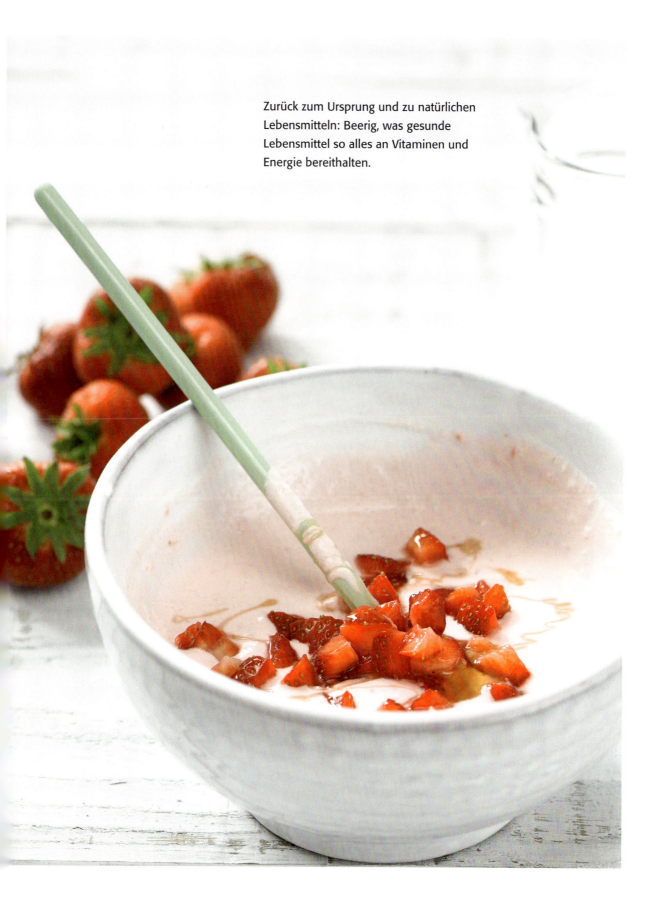

Zurück zum Ursprung und zu natürlichen Lebensmitteln: Beerig, was gesunde Lebensmittel so alles an Vitaminen und Energie bereithalten.

Der Inhalt macht's

Carotonoide binden freie Radikale und schützen die Haut vor UV-Strahlung. Besonders enthalten in Karotten und Tomaten.

Eisen erhöht die Spannkraft der Haut. Besonders enthalten in getrocknete Aprikosen, Fleisch, Thunfisch, Vollkornprodukten.

Flavonoide sind antioxidativ und wirken sie gegen Hautalterung. Besonders enthalten in Gemüse und Obst, Grün- und Schwarztee, dunkler Schokolade.

Folsäure ist gut für Haare und Nägel. Besonders enthalten in Avocados, Erdnüssen, Kohlgemüse, Spinat, Rinderleber.

Kalzium dient dem Keratinaufbau. Besonders enthalten in Bohnen, Käse, Milch.

Omega-3-Fettsäuren tun der Haut gut. Besonders enthalten in Fisch, Walnuss- und Rapsöl.

Proteine bilden Hautkollagen, halten Hautalterung an und reparieren kleine Hautschäden. Besonders enthalten in Sauermilchprodukten, Joghurt, Molke, Buttermilch.

Silicium bremst den Alterungsprozess und stärkt Nägel und Haar. Besonders enthalten in Getreide, Roten Rüben, Zwiebeln.

Vitamin A verzögert den Alterungsprozess, hilft bei Wachstum und Erneuerung der Oberhautzellen. Besonders enthalten in Butter, Eigelb, Frischkäse, Milch, Trauben.

Vitamin B2/Riboflavin hilft bei stumpfen und fettigen Haaren und brüchigen Nägeln, dient der Hauterneuerung. Besonders enthalten in Hefe, Milchprodukten, magerem Rindfleisch.

Vitamin B3/Niacin ist gut fürs Bindegewebe. Besonders enthalten in Fleisch, Fisch, Geflügel, Vollkornmehl.

Vitamin B5/Pantothensäure wirken der Hautalterung und auch Stress entgegen. Enthalten in Eiern, Fisch, Fleisch, Hülsenfrüchten, Milch, Vollkornprodukten.

Vitamin C fördert Kollagenbildung und straffe Haut. Enthalten in Endivien, Paprika, Zitrusfrüchten.

Vitamin E regeneriert Hautzellen, ist Radikalenfänger. Enthalten in Avocados. Karotten, pflanzlichen Ölen, Nüssen.

Beauty-Mix zum Genießen

Obst und Gemüse sind wertvolle Vitalstoffe der Natur und wie geschaffen für Ihr Verwöhn-Wochenende. Vitamine fördern den Zellstoffwechsel und enthaltene Antioxidantien wirken der Hautalterung entgegen.

Auch grüner Tee ist empfehlenswert, denn die darin enthaltenen Biostoffe der Catechin-Gruppe sind besonders gesund und hilfreich beim Abnehmen.

Die meisten unserer Falten sind nicht auf die Gene, sondern auf den Lebensstil zurückzuführen. Zu den »Hautkillern« Sonne und Rauchen gesellt sich vor allem auch der Zucker. Wird er vom Körper nicht verbrannt, lagert er sich in Protein- und Gewebefasern an und verhärtet diese, Das macht Körper und Haut unelastisch und stört die Zellfunktionen sowie das hauteigene Reparatursystem. Gesunde Ernährung ist deshalb angesagt, denn auch Wundercremes können die begangenen Sünden nicht ausbügeln.

Bleiben Sie in Bewegung

»Zumba macht glücklich«. Der Tanzmix aus Hip-Hop, Salsa, Bauchtanz und Kampfkunst kommt ursprünglich aus Kolumbien. Ob von Onlinevideos oder einer DVD begleitet – schwingen Sie Ihre Hüften mal wieder. Vor allem wenn Sie sich müde und unattraktiv fühlen, ist Bewegung genau das Richtige. Yoga und andere vielseitige Sportarten wie Pilates bieten einen guten Ausgleich zu Stress im Alltag. Mit Gymnastik sorgen Sie feste Rückenmuskeln, für ein gestärktes Rückgrat und für Beweglichkeit. Eine gesunde, dynamische Haltung zeugt vom physischen und psychischen Einklang und der macht alle Menschen – egal welchen Alters – attraktiv. Wer sich bewusst aufrecht hält, tut schon viel, um schön zu sein. Also: Schultern zurück, Bauch rein und Brust raus!

Raus aus dem Haus

Zu einer ausgeglichenen Stimmung trägt auch ein Spaziergang durch die Natur bei. Sauerstoff gibt es gratis und tatsächlich machen schon fünf Minuten draußen gelassen und glücklich. Das wirkt sich nicht nur positiv auf Ihr Innerstes aus, sondern zeigt sich in Ihrer Ausstrahlung. Der Outdoor-Trip kann eine »Café-Expedition« sein oder ins Muster »Jäger & Sammler« passen. Vielleicht finden Sie unterwegs das eine oder andere Kraut, das gut für das Wohlfühlbad danach zu gebrauchen ist.

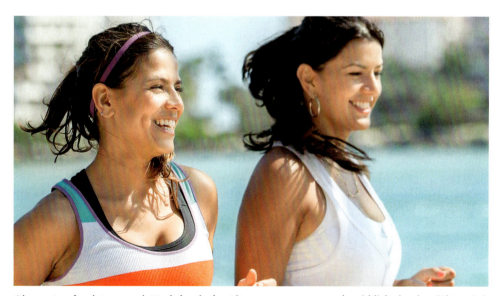

Oben Laufen ist gesund. Und damit das Fitnessprogramm auch wirklich durchgeführt wird, verabredet man sich am besten mit einer Freundin.

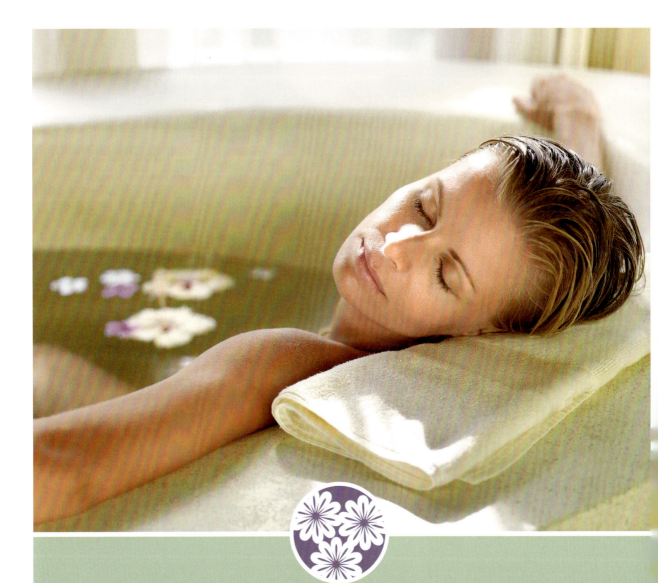

Porentief sauber

Gesund durch Wasser – Die altbewährte Formel für Kräftigung und Entspannung zugleich entdecken immer mehr Menschen aufs Neue. Der Quelle des Lebens kommt als beruhigendes Element im Wellnessbereich eine zentrale Bedeutung zu, sei es nun zum schonenden Entfernen von Masken und Peelings, zum Baden oder zum Trinken.

Nichts hilft so sehr beim Abschalten wie ein leise plätscherndes Wasser. Ob angenehm temperiert in der Badewanne oder gesunder Frischekick beim Wasserguss – nach einer Auszeit im nassen Element fühlen Sie sich wie neu geboren. Unterstützt wird die wunderbare Kraft des Wassers noch durch verschiedene Kräuter, die ihre Wirkung gerade im Wasser besonders entfalten. Tanken Sie Energie für Körper, Geist und Seele.

Relaxen in der Wanne

Es gibt kaum etwas Einfacheres, als Badezusätze selber herzustellen. Der Fantasie sind in Bezug auf Wirkstoffe und Düfte kaum Grenzen gesetzt. Da ein Bad für gewöhnlich länger dauert, als eine schnelle Dusche, ist die Haut allerdings länger mit den Badezusätzen in Kontakt. Zudem wird sie bei einem längeren Bad aufgeweicht, sodass ungesunde Zusatzstoffe besonders schädigend wirken können. Daher sollte hier unbedingt auf milde Substanzen geachtet werden. Zum Entspannungsbad heißt es deshalb: Ab in die Wanne, aber nicht länger als 10–15 Minuten.

Wer keine Badewanne hat, den bringen Wechselduschen in Schwung. Der schnelle Wechsel von warm zu kalt und umgekehrt regt den Kreislauf an und macht munter. Nach einer milden, feuchtigkeitsspendenden Dusche entsteigt man ihr deshalb wie die schaumgeborene Venus.

Kräutersäckchen für die Wanne

Mit klassischen Kräuterbädern erfahren Haut und Atemwege die ganzheitliche aromatherapeutische und heilende Kraft des Badens. Kräuterextrakte und mild reinigende Substanzen beleben, erfrischen oder beruhigen.

Sie können natürlich die Kräuter Ihrer Wahl einfach dem Badewasser zugeben. Nach dem Bad kommt allerdings etwas Arbeit auf Sie zu, denn die Kräuter müssen aus dem Wasser gefischt werden, sonst verstopfen sie den Abfluss. Eine gute Alternative ist deshalb ein Kräutersäckchen. Füllen Sie einfach eine Handvoll Kräuter wie Kamillenblüten und Ringelblumenblüten, vielleicht auch noch geschnittene Zitronenmelisseblätter in ein Leinensäckchen, eine Baumwollwindel oder eine übrig gebliebene dünne Socke. Knoten Sie den Mix gut zu und hängen Sie ihn so an den Wasserhahn, dass heißes Wasser direkt darüber läuft. Danach das Säckchen wie einen großen Teebeutel einige Minuten im Badewasser ziehen lassen und anschließend fest ausdrücken. Einen Kräutersud gewinnen Sie durch das Auskochen eines Kräutersäckchens. Diese Flüssigkeit beziehungsweise der Sud kann gut als Badezusatz verwendet werden.

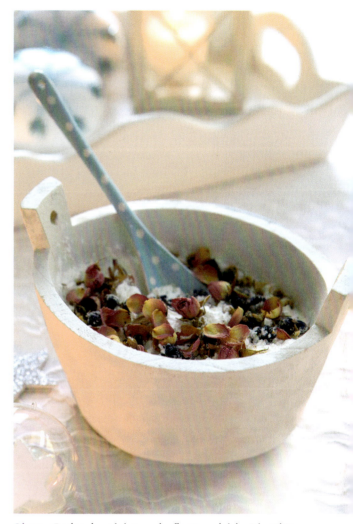

Oben Badesalz reinigt und pflegt zugleich. Die Blütenblätter geben die duftende Note.

Ein Verwöhn-Wochenende

Milchbad

Milchbäder sind Balsam für die Seele. Nicht nur weil Milch glättend und leicht rückfettend wirkt, sondern auch deshalb, weil einige Milchfette in der Haut vorkommen.

Milch erwärmen, mit Öl verquirlen und ins Badewasser gegeben. Gönnen Sie trockener Haut eine längere Badedauer als die Durchschnittsviertelstunde. Auch nicht gerade bescheiden: Anstelle von Eselsmilch, die die ägyptische Königin Kleopatra verwendete, können Sie es mit vier Litern Buttermilch im Wasser versuchen. Sicheres Ergebnis ist eine seidig weiche Haut.

Lavendelessig

Zusammen mit Lavendelblüten klärt und beruhigt Essig unreine Haut. Für ein Bad ist Lavendelessig auch deshalb gut geeignet, weil er müde und schlaffe Haut für längere Zeit erfrischt.

Eine Handvoll Lavendelblüten wird zur Herstellung des Badezusatzes mit 250 Millilitern Apfelessig in ein Gefäß gegeben. Verschließen Sie das Gefäß und schütteln Sie kräftig. Zwei bis drei Wochen muss der Essig kühl und dunkel stehen, bevor er abgeseiht wird und ins Badewasser kommen kann.

Energie-Auftankbad

50 g getrocknete Wacholderbeeren | 50 g getrocknete Rosmarinnadeln | 1,5 l Wasser | 50 g Zitronenmelisse

1 Die Beeren und Nudeln im Mörser zerstoßen.
2 Die Wacholder-Rosmarin-Mischung im Emailletopf mit Wasser kräftig aufkochen.
Den Herd ausschalten, die Zitronenmelisse dazugeben und etwa eine halbe Stunde ziehen lassen.
3 Den Sud durch ein Sieb in die Wanne gießen und danach das Badewasser einlassen.

Bei empfindlicher und reifer Haut ist Ackerschachtelhalm sehr empfehlenswert. Die in dem Kraut enthaltene Kieselsäure ist gut für die Haut, das Bindegewebe, Nägel und Haare.

Für ein Bad müssen Sie lediglich 100 Gramm Ackerschachtelhalm mit zwei Litern kaltem Wasser übergießen, erwärmen und 15 Minuten zugedeckt kochen lassen. Nach etwa 30 Minuten wird das ganze abgefiltert und dem Badewasser zugegeben.

Anti-Stress-Bad

Mineralstoffhaltige Sole aus unterirdischen Quellen ist nicht nur nervenberuhigend, sondern unterstützend bei Hautkrankheiten wie Neurodermitis. Außerdem beruhigt mineralstoffreiches Salz die Haut und reinigt sie. Ein hoher Salzgehalt lässt die Haut aufquellen und reichert sie gut mit Feuchtigkeit an.

Besonders Salz aus dem Toten Meer hilft empfindlicher oder trockener Haut bei der Abschuppung abgestorbener Hautzellen. Das Salz wird lediglich ins Badewasser gegeben; mehr ist nicht zu tun. Wer noch aromatische Düfte einatmen möchte, kann sich sein ganz spezielles Rezept zusammenmischen (siehe S. 83). Nach dem Baden wird die Haut nicht abgerubbelt, sondern nur abgetupft und gut eingecremt, sonst ist die Haut das aufgenommene Wasser schnell wieder los. Pflegende, rückfettende Öle oder grüner Tee, die zusätzlich ins Badewasser kommen, unterstützen die Haut.

What a peeling

Bevor das Pflegeprogramm nun losgeht, sollte die Haut gründlich gereinigt werden (siehe S. 21).

Neben dem täglichen Reinigungsprogramm bleibt am Verwöhn-Wochenende durchaus Zeit für ein Peeling. Es bringt die Durchblutung der Haut in Gang und schleift abgestorbene Zellen ab.

In Parfümerien, Drogerien und Kaufhäusern werden Peelings zuhauf in allen möglichen Preisklassen angeboten. Über die Inhaltsstoffe lässt sich meist ebenso streiten wie über deren Wirkung, denn oft sind sie zu »scharf« und greifen die Haut mehr als nötig an. Mit selbst hergestellten sanften Peelings aus Mohn, Joghurt & Co. sind Sie aber auf der sicheren Seite.

Für ein Peeling stehen außerdem eine ganze Reihe wiederverwendbarer Produkte zur Verfügung, wie Gesichtsbürsten und Luffaschwämme.

Seit Längerem gibt es auch Mikrofasertücher für das Gesicht, mit denen Make-up, Lippenstift, Wimperntusche und abgestorbene Hautschuppen entfernt werden. Gleichzeitig soll die Haut porentief gereinigt und die Durchblutung angeregt werden. Das funktioniert zwar gut, bei einer empfindlichen Gesichtshaut ist aber fast immer eine starke Austrocknung der Haut die Folge.

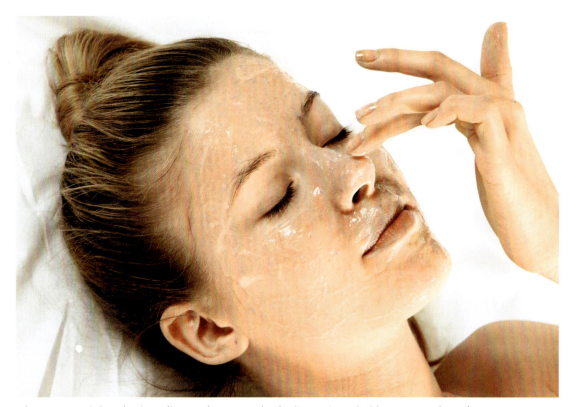

Oben   Porentief sauber? Peeling nach Hauttyp heißt die Devise – bei fetter Haut ein Mal pro Woche, bei trockener Haut besser gar nicht.

Ein Verwöhn-Wochenende

Grundrezept für ein Peeling

Schnell gemixt ist ein Gesichtspeeling, das die oberste Hornschicht gefühlvoll abschmirgelt, die Poren verfeinert und auf diese Weise die Haut fein und zart macht. Sie benötigen nur wenige Zutaten, die schnell zur Hand sind.

Ein Esslöffel Honig wird mit zwei Esslöffeln Salz und einem Teelöffel Milch verrührt und auf das gereinigte Gesicht auftragen. Das Peeling wird vorsichtig einmassiert. Kurz einwirken lassen und mit lauwarmen Wasser abspülen.

Sanftes Papaya-Peeling

1 kleine reife Papaya

1 Die Papaya halbieren und entkernen.
2 Das Fruchtfleisch auslösen und pürieren.
3 Auf das Gesicht auftragen und 20 Minuten lang einwirken lassen. Mit lauwarmem Wasser abspülen.

Die tropische Frucht enthält das Enzym Papain, das abgestorbenen Hautschüppchen sanft ablöst. Eine Maske glättet anschließend erste Trockenheitsfältchen.

Joghurt-Mohn-Peeling

**½ TL Mohn | ½ TL Kaffeepulver |
1 TL Honig | ½ TL Naturjoghurt**

1 Alle Zutaten mit einem Milchschäumer verrühren und sanft in die Haut massieren.
2 Einige Minuten einwirken lassen und im Anschluss mit warmen Wasser gründlich abspülen.

Sanft, rund und überaus effektiv als Peeling sind Mohnkörner. Kombiniert man den Mohn mit frisch gemahlenem Kaffee und mischt alles mit Naturjoghurt, wird die Haut sanft gereinigt, gepflegt und durchfeuchtet.

Stellen Sie etwas mehr von dem Peeling her, dann kann es als Körperpeeling gute Dienste leisten und unter der Dusche für gut durchblutete reine Haut sorgen.

Speziell Kaffeepulver leistet gute Dienste. Das Koffein regt die Durchblutung an, wirkt entwässernd und entschlackend. Als Peeling für die Beine wirkt dieses Beauty-Geheimnis Orangenhaut entgegen.

Süßes Body-Peeling

**125 ml Sahne | 4–5 EL Zucker |
2 EL Honig**

1 Zutaten verrühren und in kreisenden Bewegungen auf dem ganzen Körper verteilen.
2 Vorsichtig einmassieren und anschließend gründlich abspülen.

Ab in die Maske!

Eine Gesichtsmaske schließt am besten an das Peeling an. Sie spendet Ihrer Haut Feuchtigkeit und gibt ihr eine Extraportion Pflege! Rhassoulerde reinigt die Haut porentief, wirkt antiseptisch und ist ideal für Problemhaut oder zur Bekämpfung von Pickeln. Die Maske wird auf das gereinigte Gesicht aufgetragen und nach 10–15 Minuten Einwirkzeit mit einem Papiertuch abgenommen. Die Reste waschen Sie mit lauwarmem Wasser ab. Voilà!

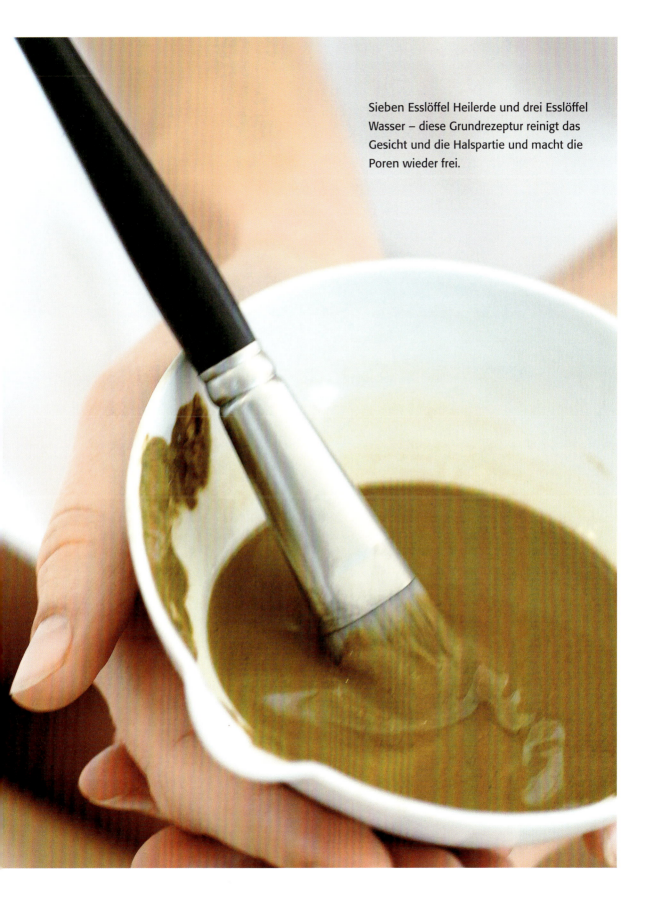

Sieben Esslöffel Heilerde und drei Esslöffel Wasser – diese Grundrezeptur reinigt das Gesicht und die Halspartie und macht die Poren wieder frei.

Ein Verwöhn-Wochenende

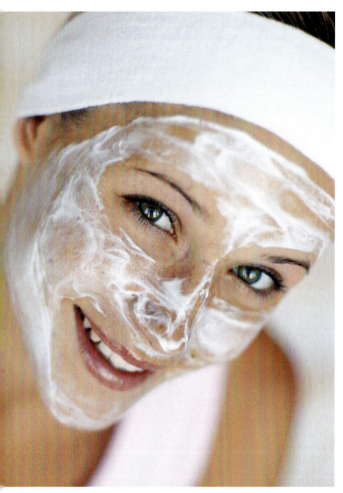

Oben Eine Maske ist gut für die Gesichtshaut. Gönnen Sie sich während der Einwirkzeit etwas Ruhe.

Gesichtspackung für trockene Haut

1 Eigelb | 15 ml Wildrosenöl | 15 ml Mandelöl | ein Spritzer Zitronensaft | 5 Tropfen ätherisches Rosenöl und 2 Tropfen ätherisches Zitronenöl

1 In das Eigelb werden tropfenweise das Wildrosenöl und das Mandelöl gerührt, dazu der Zitronensaft.
2 Zum Schluss werden die ätherischen Öle eingerührt.
3 Tragen Sie die Packung auf Hals und Gesicht auf. Nach einer halben Stunde Einwirkzeit mit viel lauwarmem Wasser abspülen, trockentupfen und nachcremen.

Masken satt

Für jeden Hauttyp, jede Gelegenheit, zur Entspannung und für das schnelle Beleben der Haut – Masken sind universell einsetzbar und der Haut eigentlich immer zuträglich. Wichtig ist nur, dass Sie die empfohlene Einwirkzeit einhalten und die Maske sanft abnehmen.

Aus je einem Esslöffel Traubenkernöl, Joghurt und Mandelkleie lässt sich schnell und einfach eine klärende und pflegende Maske herstellen. Das Traubenkernöl ist reich an mehrfach ungesättigten Fettsäuren. Deshalb glättet es die Haut und hilft vor allem trockenen Partien bei der Regeneration. Auch der Joghurt wirkt glättend und beruhigend auf die Haut.

Noch einfacher und ebenfalls sehr effektiv ist eine einfache Maske aus Sauerrahm. Das Milchprodukt stabilisiert den Säureschutzmantel der Haut, nährt und pflegt wunderbar.

Honig-Quark-Maske

5 EL Quark | 3 EL Honig

1 Quark mit naturreinem Honig mischen.
2 Die Mischung aufs Gesicht auftragen, 20 – 30 Minuten einwirken lassen, danach abwaschen und die Haut gut eincremen. Der Honig wirkt antibakteriell.

Gesichtsmaske mit Papaya

100 g Papaya | ½ Avocado | 1 TL Honig |
1 Eigelb | 1 TL Olivenöl

1 Papaya und Advocado pürieren und mit den anderen Zutaten mischen.
2 Auf Gesicht und Hals auftragen und etwa 20 Minuten einwirken lassen. Mit warmem Wasser abnehmen.
Das Enzym Papain löst die Verkrustungen zwischen abgestorbenen Hautzellen. Die milde Fruchtsäure wirkt glättend und straffend.

Gesichtsmaske mit Kakao

⅓ Tasse dunkles, entoltes Kakaopulver |
¼ Tasse flüssiger Honig | 125 ml Sahne |
2 EL feines Hafermehl

1 Alle Zutaten zu einer cremigen Paste anrühren.
2 Die Kakaomasse auf Gesicht und Hals verteilen und etwa 15 Minuten einwirken lassen. Alle Zutaten, vor allem auch der Kakao, sind wohltuend für trockene und gereizte Haut.

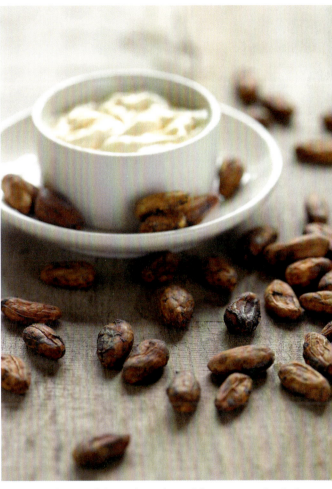

Oben Kakaoprodukte schmecken nicht nur gut, sie sind auch in der Körperpflege einsetzbar.

Gesichtsmaske mit Banane

1 kleine, reife Banane | 100 ml süße Sahne |
1 EL Honig | 1 EL Hafermehl | 4 Tropfen Rosenwasser | etwas stilles Mineralwasser

1 Die Banane mit einer Gabel zerdrücken.
2 Alle anderen Zutaten unterheben und zur homogenen, dickflüssigen Masse verrühren.

Mineralwasser macht die Maske flüssiger, Mehl macht sie fester.
Bananen sind nicht nur köstlich, sondern auch gut für die Haut, denn darin stecken zum Beispiel Zink und die Vitamine A, B und E. Diese Maske kombiniert die tropischen Früchte mit Honig und Sahne und macht daraus einen schnellen Schönmacher, der vor allem reifer, trockener Haut »bestens schmeckt«.

Ein Verwöhn-Wochenende

Guacamole, Agar, Kaolin – ideale Grundstoffe

Verschiedene Grundstoffe sind ideal für Masken geeignet. Vor allem Guacamole, Agar und Kaolin sind für die Naturkosmetik hilfreich. Aus Avocado und Zitronensaft wird Guacamole hergestellt. Die Avocadosoße stammt eigentlich aus Mexiko, ist aber schon seit Langem auch in der europäischen Küche ein fester Bestandteil. Dass Guacamole auch in der Naturkosmetik ihren Platz hat, ist dagegen nicht so bekannt. Dabei sind Avocados ein natürlicher und gleichzeitig optimal verträglicher Wirkstoff-Cocktail für die Haut! Frische Früchte sind reich an ungesättigten Fettsäuren, die trockener Haut guttun.

Naturprodukte aus Wasser und Gestein
Agar ist eine Substanz, die aus Algen gewonnen wird und mit Wasser zu einer Art Gel reagiert. In Masken wirkt Agar straffend. Zusammen mit Eigelb wirkt Agar zusätzlich feuchtigkeitsspendend und straffend.
Kaolin oder auch weißer Ton ist ein Naturprodukt, das meist in Pulverform angeboten wird. Kaolin saugt überschüssiges Hautfett wie ein Schwamm auf und eignet sich darum gut, um fettige und unreine Haut zu klären. In dieser ayurvedisch beeinflussten Maskenrezeptur geht es eine Verbindung mit Sandelholz und Rosenwasser ein.

Gesichtsmaske mit Avocado

½ reife Avocado | 10 ml frisch gepresster Zitronensaft | 1 Eiweiß

1 Die Avocado mit Zitronensaft pürieren.
2 Eiweiß unterrühren.
3 Die Maske auf Gesicht und Hals auftragen und 15 Minuten einwirken lassen. Mit warmem Wasser abnehmen.

Gesichtsmaske mit Agar

1 Messerspitze Agar-Pulver (erhältlich im Reformhaus oder in Apotheken) | 1 Eigelb | 1 TL Honig | eventuell etwas Wasser

1 Alle Zutaten zu einer Paste verrühren.
2 Die Maske auf Gesicht und Hals auftragen und 20 Minuten einwirken lassen.

Gesichtsmaske mit Kaolin

1 EL feines Hafermehl | 1 TL Ziegenmilchpulver | ½ EL Kaolin | ½ TL Pulver aus Rosenblättern | ½ TL Sandelholzpulver | 1 Tropfen Rosenwasser

1 Alle trockenen Zutaten vermischen.
2 Die Hälfte davon mit einem Teelöffel warmem Wasser und einem Tropfen Rosenwasser anrühren.
3 Die duftende Paste auf Gesicht und Hals auftragen und 20 Minuten einwirken lassen.

Pflege für Hand und Fuß

Hände und Füße haben sich regelmäßige Pflege verdient und werden doch oft vernachlässigt. Ein Verwöhn-Wochenende bietet sich geradezu an, um ihnen die nötige Aufmerksamkeit zu schenken. Baden Sie Ihre Hände einige Minuten in warmem Wasser. Feilen Sie danach alle Nägel auf die gleiche Länge. Anschließend eincremen und die Nagelhaut vorsichtig zurückschieben.

Ein regenerierendes, entzündungshemmendes Nagelöl ist das Richtige für intensive Pflege von Nagel und Nagelhaut. Nagelöl können Sie auch selbst herstellen, und zwar zu gleichen Teilen aus Olivenöl und Weizenkeimöl.

Auch die Hände sollten regelmäßig gepflegt und geschützt werden. Eine feuchtigkeitsspendende, nicht fettende Handcreme zieht sofort ein.

Ihre Füße können sich sehen lassen! Sie müssen Sie nicht in Socken oder Schuhen verstecken. Bei der Pediküre werden die Füße erst einmal gründlich »eingeweicht«, um danach die Nägel gerade abzuknipsen oder abzuschneiden. Mit Sheabutter, Jojoba- und Avocadoöl (siehe S. 42) erhält die Fußhaut wieder Feuchtigkeit.

Haarspaltereien

Den Haaren widmen wir uns täglich meist sehr intensiv. Waschen, Föhnen, Glätten, Stylen – das ist für die Haare allerdings nicht immer Pflege, sondern häufig auch Stress. Nehmen Sie sich deshalb Zeit für ein besonders mildes und pflegendes Haarshampoo (siehe S. 50) und eine anschließende Kur mit Henna, Bier oder einer Olivenölpackung (siehe S. 52).

Bier für's Haar

30 ml Klettenwurzelöl oder Olivenöl | 1 Eigelb | ca. 125 ml dunkles Bier | eventuell ein paar Spritzer Zitronensaft | eventuell 10 Tropfen ätherisches Myrtenöl

1 Aus Öl und Eigelb eine Mayonnaise rühren.
2 Bier und Zitronensaft einfließen lassen und mit dem ätherischen Öl verfeinern.

Pflegende Hennawäsche

1 Paket nicht färbendes Henna | 20 ml frische Milch | 1 Eigelb | 10 Tropfen ätherisches Sandelholz- oder Rosenöl

Nicht färbendes indisches Henna mit Milch, Eigelb und Öl vermengen. 20 Minuten einwirken lassen.

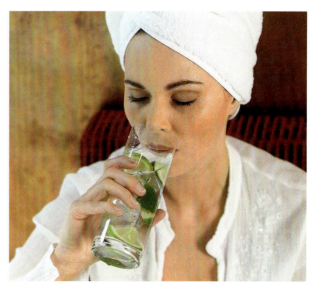

Oben Auch die Haare haben ein Verwöhnprogramm verdient. Gut eingepackt wirken Haarmasken besser.

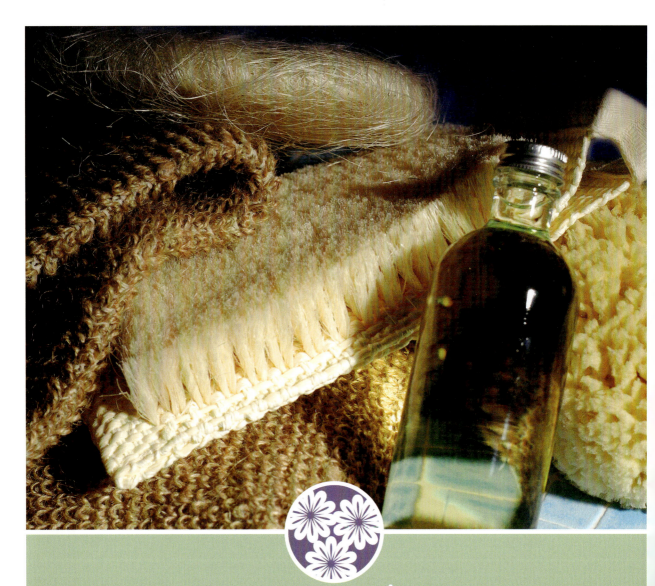

Massagen: Verwöhnung pur

Stress erfolgreich abzubauen, dafür gibt es verschiedenste Entspannungstechniken, die Spannungen in den Muskeln lösen, angestaute Energie freisetzen und so Körper und Geist gleichermaßen entlasten und wieder ins Gleichgewicht bringen. Die pure Entspannung sind Massagen aller Art. Kopf, Hals, Nacken – gut massiert sind wir für die Probleme der Welt wieder gewappnet. Sie können sich alleine verwöhnen, noch besser ist es wechselseitig mit Ihrem Partner.

Eine gemütliche Atmosphäre, Entspannungsmusik, Atemtherapie, Yoga oder ein gutes Buch sind wichtige Mittel für eine gute Grundstimmung. Klammern Sie sich also nicht an Probleme und lassen Sie Ihren positiven Gedanken freien Lauf. Selbst kurze Massagen von 10–15 Minuten haben schon einen Effekt, wenn Sie es schaffen, alle Widrigkeiten des Lebens für einen Moment zu vergessen.

Von Kopf bis Fuß

Vor dem Baden werden abgestorbene Zellen durch eine Naturhaarbürste entfernt und so gleichzeitig die Blutzirkulation angeregt. Nach dem Baden gönnen Sie sich möglichst eine halbe Stunde Ruhe zur Kreislaufschonung. Jetzt sitzt der feste Verbund der obersten Hautschuppen kurzfristig locker. Die weiche und empfindliche Haut ist offen für Pflege. Besonders trockene Haut braucht jetzt Creme. Zu viel davon verhindert aber, dass sich der Säureschutzmantel ausbilden kann, und auch die Hautatmung wird blockiert.

Für Körper und Geist besonders gut sind jetzt Massagen aller Art. Sanfte Streicheleinheiten sind Balsam für Körper und Seele. Eine angenehme Kopfmassage kennt man vom Friseur. Dort braucht man sich nur entspannt zurücklehnen. Weil man nicht jeden Tag zum Friseur geht, beginnt auch zu Hause die Massage an der Stirn. Sie wird mit kreisenden Bewegungen unter leichtem Druck bis zum Nacken geführt. Gleichmäßiges Massieren ist sehr wichtig, um die Durchblutung der gesamten Kopfhaut anzuregen. Als Hilfsmittel gibt es sehr effektive Kopfmassagegeräte, die einem Schneebesen ähneln. Im Sitzen nehmen Sie eine entspannte Haltung ein, setzen das Gerät leicht auf die Kopfhaut auf und bewegen es mit leichtem Kreisen auf und ab.

Aromatische Gesichtsmassage

Auch eine aromatische Gesichtsmassage ist ein echter Hochgenuss! Die sehr einfache Handhabung lässt die Haut aufleben und nimmt Spannungen weg. Sie verhilft Ihrem Gesicht durch den straffenden Effekt zu strahlen. Wichtig ist auch vor dieser Massage die Reinigung des Gesichtes vom Hals aufwärts. Drei feuchtheiße Tücher entspannen und beruhigen die Haut vorab. Seifenreste werden so entfernt, die Poren öffnen sich.

Als Basis für die Massage dient ein Teelöffel Trägeröl Ihrer Wahl (siehe S. 42), ein Tropfen ätherisches Öl (siehe S. 19) oder eine feuchtigkeitsspendende Gesichtscreme. Bei fettiger Haut kommt etwas Pfefferminztee dazu, bei trockener Haut ist Kamillentee richtig. Erwärmen Sie die Flüssigkeit zwischen den Händen, streichen Sie sehr sanft und mit leichtem Druck vom Nacken zum Kinn. Danach streicheln Sie mit den Händen vom Kinn über die Wangen zu den Schläfen. Drehen Sie dort die Hände und ziehen Sie diese dann noch von der Stirn zu den Schläfen.

Vorbildwirkung Regen

An einen sanften Regen erinnert diese Methode: Schließen Sie die Augen und klopfen Sie sanft mit den Fingerspitzen über das Gesicht außer der Augenpartie. Wenn Sie mit den Spitzen von Zeige-, Mittel- und Ringfinger rund um die Augenpartie in Kreisen massieren, entspannen Sie das Gesicht, der Teint wird frisch, die Durchblutung verbessert. Kleine Fältchen werden verhindert oder vermindert und Schwellungen beseitigt. Das Gesicht enthält viele Stimulierungspunkte, die von hier aus dem Körper sichtbar neue Energie geben.

Gesichtsgymnastik gegen Fältchen

Legen Sie beide Hände mit den Fingerkuppen auf die Stirnmitte und drücken Sie mit den Fingern leicht auf diese. Ziehen Sie die Haut in Richtung der Schläfe auseinander und wieder zurück.

Ein Verwöhn-Wochenende

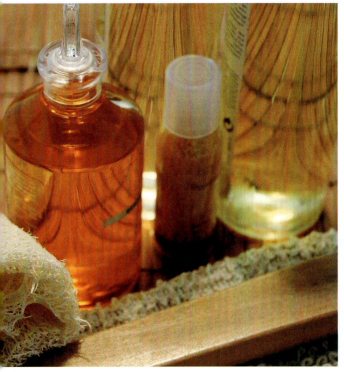

Oben Massageöle entkrampfen verspannte Muskeln und verwöhnen Haut und Seele.

Nach dem Duschen beziehungsweise Baden können verschiedenste Öle für längere Massagen und Körperlotionen für kürzere Massagen direkt auf die handtuchtrockene Haut aufgetragen werden. Natürliche Massageöle enthalten weder Mineralöl, künstliche Düfte noch Konservierungsstoffe.

Zur Massage eignet sich jedes hochwertige, kaltgepresste pflanzliche Öl. Aprikosenkerne, Jojoba, Mandeln, Sesam, Traubenkerne und Weizenkeime sind eine gute Basis. Besonders effektiv sind Weizenkeim- und Olivenöl, die aber einen starken Eigengeruch haben, den nicht jeder mag. Testen Sie's!

Am leichtesten verteilt sich ein Körperöl kurz nach dem Bad auf der warmen, offenporigen Haut. Zusammen mit den restlichen Wassertröpfchen verbindet es sich zur zarten Emulsion. Ein zarter Duft umgibt Mandelöl. Nach der Massage kurz einwirken lassen und die Haut nur trockentupfen. Als leichter Film bleibt es auf der Haut und ersetzt so das sonst anschließende Eincremen. Wirkt Wunder!

Kneifen Sie die Augen zweimal für ca. 10 Sekunden zusammen. Das stärkt die Augenringmuskulatur und vermindert Fältchen. Klopfen Sie danach sanft eine Augenpflege ein.

Sanfte Massageöle

Von Musik und Düften begleitet, werden nicht nur die Muskeln von einer Massage berührt, sondern auch alle Sinne angesprochen. Die pflegenden Wirkstoffe dringen durch die Hautporen und wirken positiv und heilend. Eine Ölmassage bringt den Hautzellen Sauerstoff, durchblutet sie und lässt sie frisch aussehen.

Grundrezepturen

100 Milliliter Basisöl (siehe S. 42) wird mit 10 bis 20 Tropfen ätherischem Öl ganz nach Belieben aufgebessert, um ihm entspannende, belebende oder sinnlich-erotische Noten und zusätzliche Pflegewirkungen angedeihen zu lassen. Für eine Rückenmassage genügt ein Teelöffel Massageöl.

Massageöl in fester Form

Bodybutter oder auch Körperbutter ist in Bezug auf die Anwendung vergleichbar mit Massageöl. Hier kommt anstelle der flüssigen Öle festes pflanzliches Fett von Kakaobutter oder Sheabutter (Karité) zum Einsatz. Beim Einreiben bildet die schmelzende Körperbutter einen Gleitfilm, der Ihre Haut glatt und geschmeidig macht.

Basisrezept Körper- und Massageöl

40 g Jojobaöl | 40 g Mandelöl | 20 ml Macadamia-Nussöl | ca. 4 Tropfen Sanddornöl | ätherische Öle nach Belieben

1 Alle Zutaten sanft, aber gründlich verrühren und in eine 100-ml-Glasflasche füllen.
2 Nach dem Duschen oder Baden auf den Körper, aber nicht ins Gesicht auftragen und sanft einmassieren.

Gute-Laune-Öl mit Lavendel

2 Hände voll frische Lavendelblüten oder 100 g getrocknete Blüten | ½ Vanilleschote | 200 ml Mandel- oder Macadamia-Nussöl

1 Die Lavendelblüten vom Stiel abzupfen und mit der aufgeschlitzten Vanilleschote in ein gut verschließbares Schraubglas geben.
2 Alles komplett mit Öl bedecken und das Glas für ca. acht Wochen an einem sonnigen und warmen Platz aufbewahren.
3 Das fertige Öl durch ein feines Sieb oder Tuch abseihen und in einer dunklen Flasche aufbewahren. Kühl und trocken gelagert hält das Öl maximal ein Jahr.

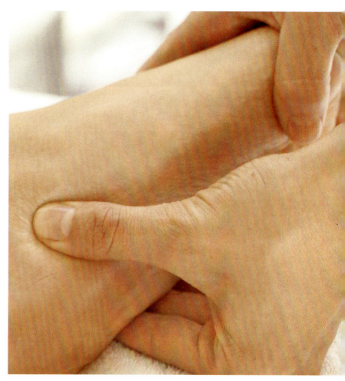

Oben Auch den Füßen tut eine Massage gut. Das Öl macht die verhornten Stellen wieder weich und zart.

Beruhigendes Massageöl

100 ml neutrales Massageöl (z. B. Mandelöl oder Jojobaöl) | 6 Tropfen rein ätherisches Lavendel- oder 6 Tropfen Majoranöl | 2 getrocknete Lavendelzweige

1 Bis auf die Lavendelzweige alle Zutaten in einer verschraubbaren Flasche so lange schütteln, bis sie gut vermischt sind.
2 Die Lavendelzweige in eine gut gereinigte Flasche geben und mit dem gemischten Öl aufgießen. Vor dem Schlafengehen löst eine Massage damit innere Spannungen.

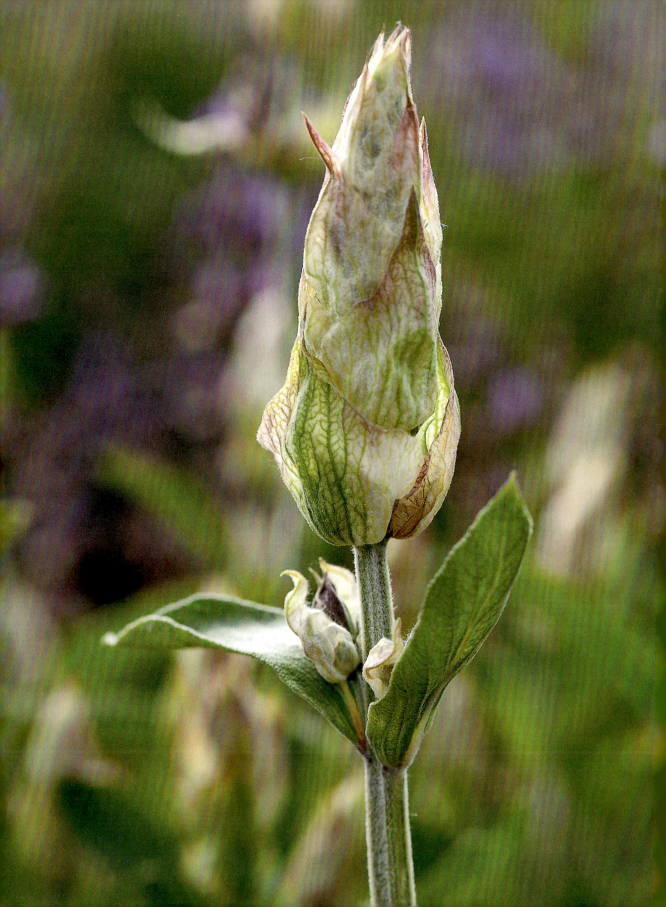

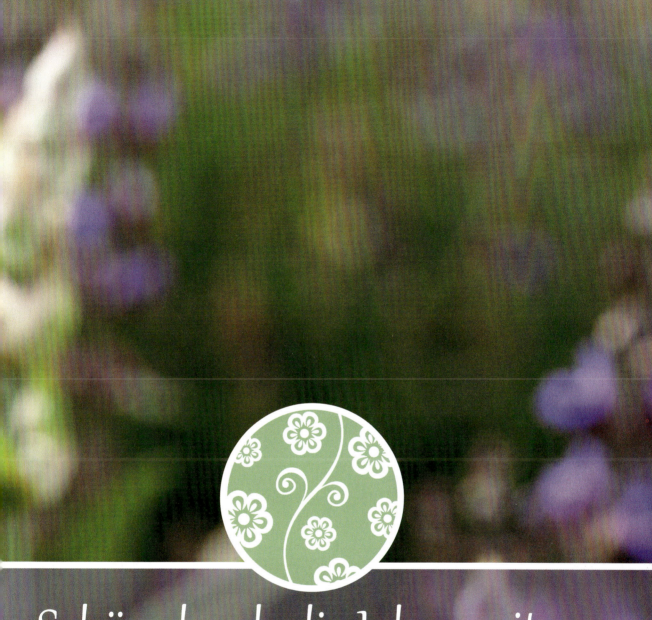

Schön durch die Jahreszeiten

Halten Sie, während die Sonne unseren Planeten umkreist, ab und zu inne, um die Natur in ihrer ganzen Fülle zu erleben. Die Jahreszeiten schenken uns viele Pflanzen, die unsere Haut für alle Umwelteinflüsse wappnen.

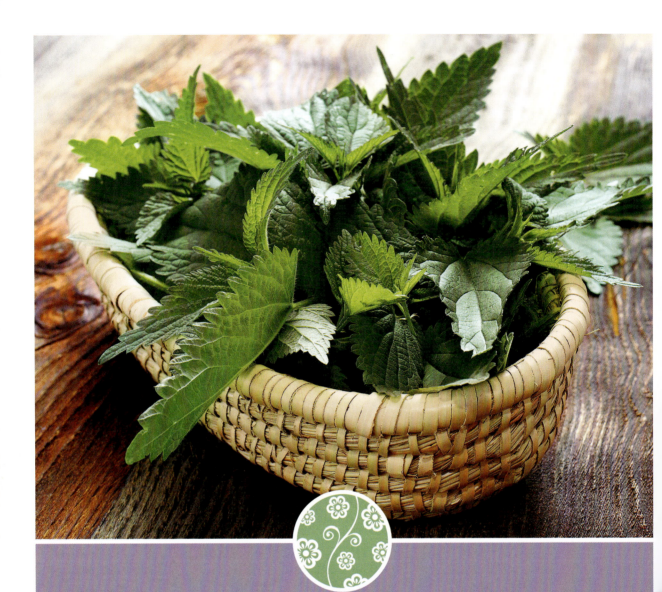

Frühlingserwachen

Den Frühling tragen wir zwar in unseren Herzen, aber wie geht es unserer Haut, nach dem langen Winter und den ständig wechselnden Temperaturunterschieden zwischen drinnen und draußen? Mit der Tag- und Nachtgleiche Mitte März haben die langen Winternächte ein Ende. Rollkragen und Schals haben die Haut an Hals und Dekolleté in ein Trockental verwandelt. Das und die vernachlässigte Pflege kommen im wahrsten Sinne des Wortes ans Licht. Spätestens dann nämlich, wenn die dicken Winterhüllen zugunsten leichter Bekleidung fallen.

Der lang ersehnte Frühling kommt mit vollem Elan daher! Für unsere Haut heißt das: Schluss mit trockener, schuppiger, geröteter und irritierter Haut und neue Frühlingsfrische sowohl für unseren Stoffwechsel – als auch unseren Teint.

Vitalisieren Sie Ihre Haut

Ihre Haut und Stimmung haben sichtlich unter Licht- und Luftmangel, dem Wechsel zwischen Kälte und Wärme gelitten? Ist Ihre Haut fett- und feuchtigkeitsärmer geworden und in der Umstellungszeit sichtbar labil? Im Gesicht zeigen sich raue Stellen und Rötungen? Die Lippen sind spröde? Am Körper ist der lange, sonnenarme Winter zu spüren: Ellbogen, Knie und Beine fühlen sich rau und schuppig an. Durch weihnachtliche Genüsse und den Mangel an körperlicher Bewegung sind wir aus der Form geraten. Höchste Zeit, sich fit für den Frühling zu machen!

Durch den Wechsel von frostiger, feuchter Außenluft draußen und trockener Heizungsluft drinnen hat vor allem die Gesichtshaut viel von ihrem natürlichen Gleichgewicht zwischen Fett- und Feuchtigkeitsgehalt eingebüßt. Jetzt ist der ideale Zeitpunkt, den aktuellen Hautzustand neu zu analysieren, zu aktivieren und zu revitalisieren.

Frühlingsfrische Haut

Eine porentiefe Reinigung bereitet die Haut auf die kommende Pflege vor. Als Erstes kommt aber ein Körper-Spezial-Programm an die Reihe, das wahre Wunder bewirkt!

Wöchentlich steht zum Frühjahrsbeginn ein intensives Körperpeeling auf dem Programm, um Verhornungen und raue Stellen zu reduzieren, abgestorbene Hautschüppchen zu entfernen und die Durchblutung der Haut anzuregen. An empfindliche und trockene Haut sollten nur milde Peelingprodukte gelangen (siehe S. 105), weil sie die Haut nicht zu sehr strapazieren. Versuchen Sie es mit einem Peeling aus gemahlenen Mohnkörnern, das reinigt besonders zart.

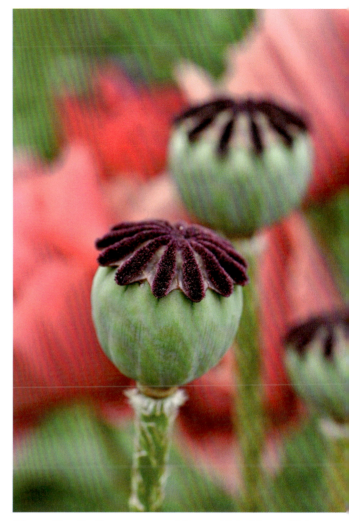

Oben Ein Peeling aus gemahlenen Mohnkörner löst auch feine Hautschüppchen ab.

Nach dieser Grundreinigung ist die Haut ganz offen für Ihre »Frühlingspflege«. Für empfindliche Haut sollte es dabei etwas sanfter zugehen. Da eignet sich ein Peeling aus Naturjoghurt mit Honig und zwei Esslöffeln Mandelkleie; die Zutaten gut vermischen, kurz einmassieren und fertig!

Beruhigend auf die Haut wirken duftende Hydrolate (siehe S. 14) von Sandelholz, Neroli oder Hamamelis, die die sanfte Tiefenreinigung abrunden.

Schön durch die Jahreszeiten

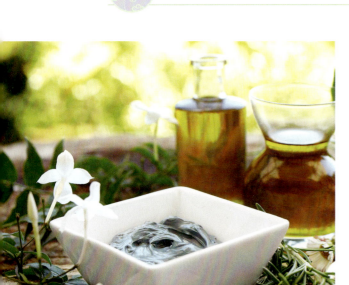

Oben Masken sind im Frühjahr genau das Richtige, um die Haut mit den wichtigsten Nährstoffen zu versorgen.

Holunderblütenlotion

3 große Holunderblütendolden | 400 ml Wasser | 20 g Tegomuls | 100 ml Holunderblütenöl oder ein anderes Blütenöl

1 Holunderblütendolden mit kochendem Wasser übergießen und ca. 10 Minuten ziehen lassen.
2 Abseihen und auf ca. 60 °C abkühlen.
3 Tegomuls und Blütenöl im Wasserbad erhitzen, bis sich das Tegomuls aufgelöst hat.
4 Den hergestellten Holunderblütentee unter Rühren zugießen. Die Masse so lange rühren, bis sie kalt ist.
5 Holunderblütenöl einrühren, die Lotion in Spender füllen und beschriften.

Die sehr leichte, angenehme Lotion ist für das Gesicht und den ganzen Körper geeignet. Diese Bodylotion versorgt die Haut mit den nötigen Nährstoffen, die sie zur Vorbereitung auf den Frühling braucht.

Holunder blüht im Frühsommer. Wer die Kräuter für die Naturkosmetik selbst sammelt, sollte sich deshalb im Juni und Juli einen Vorrat an getrockneten Holunderblüten anlegen. Im Winter, wenn etwas mehr Zeit zur Verfügung steht, können Cremes, Salben und Lotionen aus Holunder dann für das nahende Frühjahr zubereitet werden.

Vor dem Holunder soll man den Hut ziehen, so ein alte Bauernregel. Er ist voller heilkräftiger Inhaltsstoffe. Früher glaubte man außerdem, dass im Holundergestrüpp verschiedene Geister wohnten. Eines ist sicher: Die weißen Blütenschirme bergen ätherische Öle, schweißtreibende Glykoside und Flavonoide.

Intensivpflege fürs Gesicht

Aufbauend wirken Intensivkuren mit hochwertigen Wirkstoffen, die besonders bei trockener Haut Trockenheitsfältchen angehen. Bereiten Sie die Haut am gesamten Körper schon jetzt auf den Sommer vor. Raue Stellen an Knien und Ellbogen und weiße Pusteln an Schienbeinen oder im Gesicht gehören mit essenziellen Fettsäuren Omega 3 und 6 zur grauen Vorzeit. Salz-Kräuteröl-Peelings helfen dabei. Auch mit reichhaltigeren Body Creams oder Pflanzenölen lässt sich trockene Haut wiederherstellen. Sheabutter etwa bindet Feuchtigkeit in der Haut. Damit Sie sich für die kommenden Sonnentage wieder im besten Licht zeigen, hilft eine intensive Kur mit pflanzlichen Wirkstoffen.

Frühlingserwachen

Body Cream

45 ml Jojoba- oder Kräuteröl, zum Beispiel Ringelblumenöl, Johanniskrautöl | 40 g Sheabutter | 10 g Kokosöl | 10 Tropfen Wildrosenöl | einige Tropfen Sanddornöl | ca. 25 Tropfen ätherische Öle ihrer Wahl

1 Kräuteröl im Wasserbad erwärmen.
2 Von der Hitzequelle nehmen, Sheabutter und Kokosöl darin schmelzen und so lange mit einem Stäbchen sanft rühren, bis die Fettmasse gut abgekühlt ist.
3 Nun mit dem Mixer sahnig aufschlagen. Das Wildrosenöl und die ätherischen Öle beimengen und in einen Spender abfüllen.

Holunderblütensalbe

5 Holunderblütendolden | Olivenöl oder Distelöl | 100 g kalte Sheabutter | ätherische Öle: je 15 Tropfen Zitronen-kbA und Grapefruitöl

1 Ein Holunderblütenöl im Heißauszug herstellen. Dazu die Holunderblüten in ein Glas mit Schraubverschluss geben, mit Öl auffüllen und im Wasserbad (oder Dampfgarer) 1–2 Stunden köcheln lassen.
2 Durch einen Kaffeefilter oder die Küchenrolle abseihen und in dunkle Flaschen füllen.
3 Die Sheabutter mit dem Mixer sehr schaumig rühren.
4 Vom Holunderblütenöl 60 g abwiegen und in dünnem Strahl unter die Sheabutter rühren.
5 Ätherische Öle nach Bedarf unterrühren, in hübsche Tiegel füllen und beschriften.

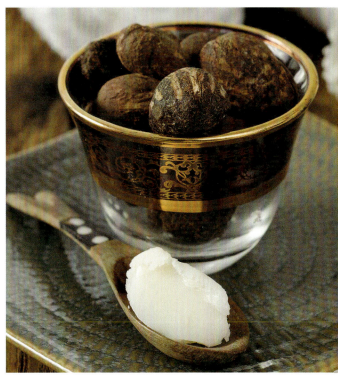

Oben Die Natur gibt uns was wir brauchen: Die Sheabutter des Karitébaumes beispielsweise.

Diese lockere Creme ist eine Wohltat für Hände und Füße oder als reichhaltige Pflegecreme für den ganzen Körper.

Schnelle Gesichtsmaske

1 Eigelb | 8 ml Olivenöl oder alternativ Buttermilch für besonders fettige Haut | 7 ml frischer Karottensaft

1 Die Rohstoffe mit einem Schneebesen verrühren.
2 Die Masse mit einem Pinsel auf die gereinigte Gesichtshaut auftragen. Nach 20 Minuten

Frischluftkur

Wenn die Sonne immer mehr an Kraft gewinnt und die Luft erwärmt, ist es an der Zeit, gute Vorsätze zu verwirklichen. Helfen Sie Ihrem Stoffwechsel auf die Sprünge und bringen Sie im Ausblick auf leichtere Bekleidung Ihre Figur wieder in Form. Durch mehr Bewegung in frischer Luft und leichteres Essen fühlen sie sich bald in einer strafferen Haut wieder wohler.

Im Frühjahr arbeitet der Stoffwechsel auf Hochtouren. Die erforderliche Energie entzieht unser Körper bei Notfällen anderen Stellen. Das zeigt sich jetzt mitunter an sensibler Haut und vermehrten Hautproblemen wie Rötungen und Unreinheiten.

Sinnesexkursionen in die Natur
Nehmen Sie an einer Kräuterwanderung oder einem Workshop zum Thema Kräuter teil. Es ist wirklich interessant, einiges über die wild wachsenden Pflanzen in unserer Natur zu erfahren. Und Kräuterschätze wie Brennnessel, Gundermann und Gänseblümchen warten nur darauf, zusammen mit Mandelöl und Bienenwachs Ihre Haut zu verwöhnen. Das Frühjahr eignet sich zum Sammeln von Wildkräutern besonders gut. Aber nicht alles, was wild wächst, ist auch gesund. Vermeiden Sie Sammelplätze in Stadt- und Straßennähe sowie an stark frequentierten Spazierwegen.

Einwirkzeit mit einem feucht-warmen Tuch abwaschen.

Spröde Lippen

Die Lippen sind jetzt trocken und spröde, spannen und reißen gern in den Mundwinkeln. Mit einem Lippenpeeling (siehe S. 140) erhalten sie hochwertige Wirkstoffe, die sie schnell wieder vollmundig und frisch erscheinen lassen. Reines, natürliches Vitamin E pflegt, bindet Feuchtigkeit und macht die Lippen geschmeidig. In verschiedenen Nussölen wie Haselnussöl und Macadamia-Nussöl (siehe S. 44) ist das Vitamin enthalten. Es reicht, wenn Sie hin und wieder etwas Öl auf den Lippen verteilen.

Vitamin A ist das Schönheitsvitamin schlechthin. Mit ein paar Tropfen Karottensaft können Sie die Lippen verwöhnen.

Gesichtsmaske mit Erdbeeren

5 frische, mittelgroße Erdbeeren | 1 TL Sahne oder Joghurt | 2 TL Honig

1 Die Erdbeeren in einer Schüssel mit einer Gabel zerdrücken.
2 Sahne (bei trockener Haut) oder Joghurt (bei öliger Haut) und Honig untermischen.
3 Auf das Gesicht auftragen, Augenpartie aussparen. 15 Minuten einwirken lassen.

Die roten Früchtchen schmecken auch unserer Haut! Erdbeeren enthalten Gerbstoffe, die die Poren zusammenziehen. Das bekommt auch fettiger Haut sehr gut. Die Flavonoide in Erdbeeren wirken vorzeitiger Hautalterung entgegen.

Gänseblümchencreme

Eine Handvoll Gänseblümchenblüten | 290 ml Olivenöl | 17 g Bienenwachs | 70 g Lanolin anhydrid | 120 ml Melissenhydrolat | je 10 Tropfen ätherisches Öl von Neroli und Rose Jasmin

1 Gänseblümchenblüten mit Olivenöl in ein Schraubglas füllen. Das geschlossene Glas ca. 1 Stunde im Wasserbad bei ca. 70 °C sieden lassen. Den Sud durch einen Kaffeefilter laufen lassen.
2 Bienenwachs und Lanolin im Wasserbad schmelzen, 120 g Gänseblümchenöl abwiegen und unterrühren.
3 Mit dem Mixer auf höchster Stufe das zimmerwarme Melissenhydrolat langsam einfließen lassen und weiterrühren, bis die Creme abgekühlt ist.
4 Ätherische Öle zugeben und vermischen.
5 In kleine Cremetiegel füllen und beschriften.

Molkebad »Himmelblau«

20 g getrocknete Veilchenblüten | 20 g getrocknete Lavendelblüten | ätherische Öle: je 10 Tropfen von Ylang-Ylang-, Petitgrain- und Grapefruitöl | 5 Tropfen ätherisches Benzoeöl oder Öl der Tonkabohne | 150 g Molkepulver

1 Blüten in ein Schraubglas füllen und mit den ätherischen Ölen beträufeln. Zuschrauben und sanft verschütteln, über Nacht ruhen lassen.
2 Das Molkepulver unterheben. Das Schraubglas beschriften.
3 Für das Wannenbad ca. 5–6 EL der Molkemischung im Wasser auflösen.

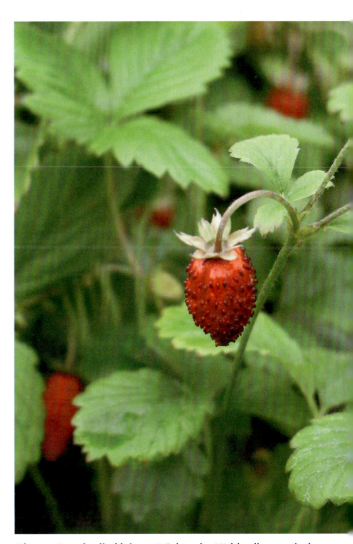

Oben Gerade die kleinen Früchte der Walderdbeere sind voller Vitamine und besonders lecker.

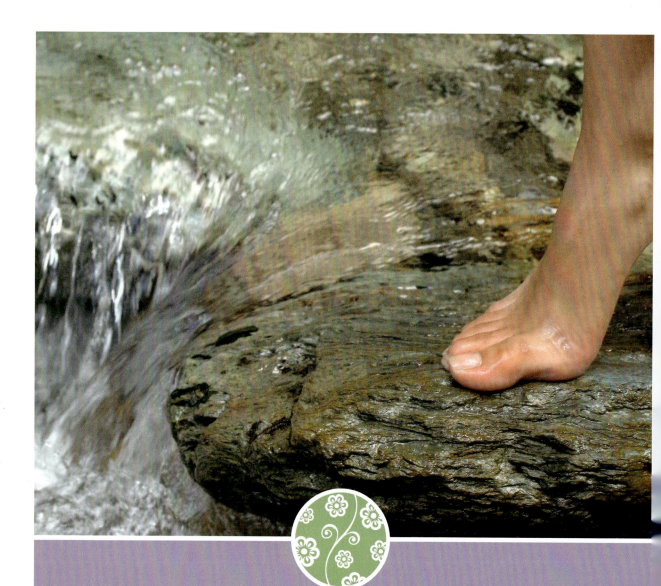

Endlich Sommer

Sommer, das ist Rosenduft, nackte Füße im Gras und Sonne. Sommer ist nicht nur Sonnenschein, Hitze und strahlend blauer Himmel, Sommer ist ein Lebensgefühl. Und wie heißt es so schön in einem Sommerhit: »Jetzt ist Sommer, egal ob du schwitzt oder frierst, Sommer ist was in deinem Kopf passiert!«

Im Sommer ist Badezeit und die nackte Haut ist den Sonnenstrahlen ausgesetzt. Und der Urlaub am Meer ist verbunden mit Salz auf der Haut und in den Haaren. Alles ist im Sommer leichter und wir machen uns nicht so viele Gedanken wie in anderen Jahreszeiten. Eine gute Hautpflege dürfen wir allerdings nicht vergessen; wer empfindliche und helle Haut hat, muss besonders darauf achten. Und was gar nicht geht: Sonnenbrand!

Lebenselixier Sonne

Lebertran war lange eine verhasste Vitamin-D-Prophylaxe. Fehlt Vitamin D im Körper, leiden vor allem die Knochen. Mediziner raten deshalb: »Raus in die Sonne!« Vitamin D braucht unser Körper, um Kalzium aufzunehmen und Osteoporose zu verhindern. Es soll Muskel- und Herzkreislauferkrankungen sowie Infekten und selbst Krebs vorbeugen. Als Quelle dient die Ernährung und der Körper stellt es auch selbst her – mithilfe der Sonne.

Sonnenstrahlen aktivieren die Produktion des lebenswichtigen Vitamins D in unserer Haut und sorgen für gute Laune. Viele Menschen leiden über die Wintermonate etwas an Bewegungsmangel, doch spätestens wenn die Sommersonne wieder lacht, zieht es uns doch nach draußen. Die tägliche Bewegung in Licht und frischer Luft sowie Sonnenbäder stärken, mobilisieren Kräfte, regen den gesamten Organismus an und sorgen für ein vitales Aussehen.

Nehmen Sie ein Sonnenbad

Wie immer kommt es auf die Dosis an. Für eine sanfte, lang anhaltende Bräune genügen schon täglich 30 Minuten sonnenbaden. Nach einer langen Schlechtwetterperiode oder kurz nach dem Jubelruf »Endlich Urlaub!« kann es aber schnell zum Sonnenbrand kommen. Oft sind die hauteigenen Schutz- und Reparaturmechanismen überfordert und es entstehen mehr oder weniger intensive Schäden. Sonnenbrand ist eine Entzündungsreaktion der Haut, die von kaum sichtbaren Rötungen bis hin zu schweren Verbrennungen reicht. Selbst wenn er abgeheilt ist: Ein Sonnenbrand hinterlässt immer irreparable Schäden!

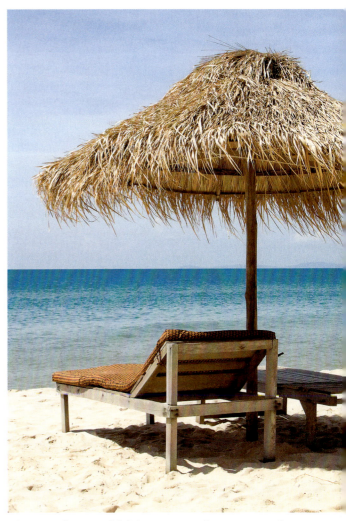

Oben So lässt es sich leben. Gut vor der Sonne geschützt kann man es eine ganze Weile am Strand aushalten.

Die Sonne und ihre Schattenseiten

Zu viel Sonnenlicht hat auch negativen Einfluss auf das Hautbild. Eine vorzeitige Hautalterung zeigt sich vor allem an Gesicht und Dekolleté, Hals und Nacken, Händen und Füßen. Sonnenlicht ist ein wesentlicher Gegenspieler zu schöner, glatter und jugendlicher Haut. Mit zunehmendem Alter beeinflusst die Sonne auch Hautveränderungen. Abhängig von der jeweiligen Wellenlänge und ihrer Fähigkeit, mehr oder

Schön durch die Jahreszeiten

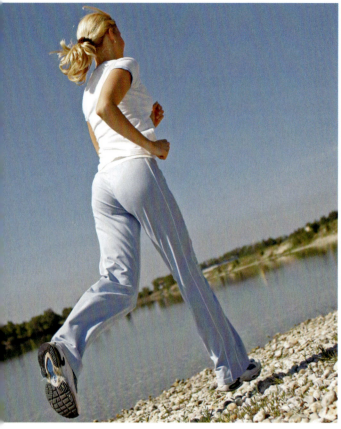

Oben Wenn es sehr heiß ist, sollten Sie mit Ihren Kräften haushalten. Laufen Sie nur morgens oder abends.

weniger tief in die Haut vorzudringen, bewirkt UV-Strahlung unterschiedliche Schädigungen.
UV-A-Strahlung ist hauptverantwortlich für die Aktivierung der Melaninsynthese – wir bräunen. Hervorgerufen wird die Sofortpigmentierung durch eine dank Licht hervorgerufene Oxidation von Melanin-Vorstufen. Sie hält ca. 24 Stunden. Erst ein bis vier Tage später erfolgt die Spätpigmentierung, die eine Steigerung der Melaninproduktion veranlasst. UV-A-Strahlung hat gleichzeitig auch Einfluss auf die lichtbedingte Hautalterung der Dermis (Lederhaut).

UV-B-Strahlung ist an der Oxidation von Fetten beteiligt und begünstigt lichtallergische Reaktionen. Sie wirkt vor allem auf die Epidermis (Oberhaut). Lichtbedingte Schäden an Proteinen berühren insbesondere das hauteigene Collagen – das Gerüst wird starrer und damit unelastischer.
UV-C-Strahlung ist kurzwelliges Licht, das durch die Atmosphäre geschluckt beziehungsweise absorbiert wird. Diskussionen um das Ozonloch zeigen die Gefahr, die von dieser kurzwelligen Strahlung ausgeht und die immer öfter bis zur Erdoberfläche vordringen kann.

Sonnenschutz

Der Schutz gegen die schädlichen UV-Strahlen geht im wahrsten Sinne des Wortes unter die Haut. In Sonnencremes wird er entweder durch chemische oder mineralische Stoffe (Nano-Titandioxid oder Nano-Zinkoxid) erzielt. Was natürlich und ungefährlich klingt, ist doch bedenklich, denn der Teufel steckt im kleinsten Detail: Im Kosmetikbereich geht es etwa für Anti-Aging-Cremes um neue Wirkstoffe, um deren leichteres Eindringen oder um eine erhöhte Wirksamkeit von UV-Filtern. Kleine Nanopartikel können viel ungehinderter in alle Gewebebereiche und Zellen eindringen. Untersuchungen haben ergeben, dass sie die Umwelt schädigen, vor allem Mikroorganismen und Gewässerpflanzen. Nicht abbaubar können sie weder verdaut noch aufgelöst oder verbrannt werden.
Den ultimativen Sonnenschutz gibt es leider noch nicht. Am besten und ohne Nebenwirkungen sind noch immer Hut oder Kappe und dünne Leinen- oder Baumwollstoffe. Halten Sie im

Schatten Siesta, rasten Sie, um die Mittagshitze zu meiden. Diese Maßnahmen schonen auch den Kreislauf. An heißen Badetagen ist der Halbschatten sicher der bessere Platz für die Sonnenliege, weil die Zeit im Wasser ja auch zählt. Besonders bei Kindern ist auf die sanfte Dosierung von Sonnenlicht zu achten.

Sommerliche Körperbutter

15 g Bienenwachs | 15 ml Bio-Kokosöl | 100 g Kakaobutter | 90 g Sheabutter | 7 ml Jojobaöl | etwas Sanddornöl | ätherische Öle: je 15 Tropfen Lavendel- und Rosen-, je 10 Tropfen Melissen- und Grapefruitöl

1 Das Bienenwachs im Wasserbad schmelzen, dann Kokosöl und Kakaobutter zugeben und warten, bis alles geschmolzen ist.
2 Die Mischung aus dem Wasserbad nehmen und Sheabutter mit Jojobaöl zugeben.
3 Etwas abkühlen lassen, dann Sanddornöl und ätherische Öle gut unterrühren.
4 In Förmchen oder kleine Cremetiegel füllen und fest werden lassen.
Die Körperbutter ist eine tolle Pflege nach dem Bad oder der Dusche.

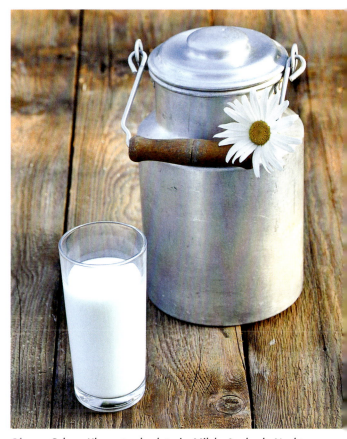

Oben Schon Kleopatra badete in Milch. Auch als Nachtcreme zeigt das weiße Gold seine Vorzüge.

Karotten-Sanddornöl

3 – 4 Karotten | 200 ml Olivenöl | 7 Tropfen Vitamin E | 7 ml Sanddornöl | ätherische Öle nach Belieben | 10 ml Rizinusöl | 20 ml Mandel- oder Arganöl

1 Karotten fein raspeln und in ein Schraubglas geben.
2 Mit Olivenöl auffüllen bis die Karotten bedeckt sind. Im Wasserbad ca. eine Stunde köcheln lassen
3 Im Wasserbad auskühlen lassen, Öl abseihen und mit Vitamin E und Sanddornöl verrühren.
4 Mit ätherischen Ölen verfeinern.
5 Rizinusöl und Mandelöl vermischen und in ein 100-ml-Fläschchen füllen. Mit dem Karotten-Sanddornöl auffüllen, beschriften.
Das leichte Pflegeöl kann nach der Dusche oder als Massageöl verwendet werden. Es beruhigt und pflegt die Haut und schützt vor Trockenheit.

Notfallöl

Weil wir uns im Sommer viel häufiger draußen aufhalten, toben und Sport treiben, steigt die Gefahr, sich zu verletzen. Und auch Verbrennungen und Sonnenbrand treten zu Sommerbeginn auf, wenn die Haut sich noch nicht an die größere Sonneneinstrahlung gewöhnt hat. Dann ist es gut, wenn man ein Notfallöl mit den Wirkstoffen von Johanniskraut und Sanddorn parat hat, das in vielen Situationen schnelle Hilfe leistet.

Öl für den Notfall

50 ml Johanniskrautöl | ca. 10 Tropfen Sanddornöl | 20 Tropfen ätherisches Lavendelöl

1 Alle Zutaten mischen und in ein dunkles Fläschchen abfüllen.
2 Im Notfall hilft das Öl bei Sonnenbrand, Schürf- und Kratzwunden.
Bei Sonnenbrand kann das Öl auch mit Joghurt vermischt werden und auf die betroffenen Hautpartien aufgetragen werden. Eine Stunde einwirken lassen und danach lauwarm abwaschen.

Nur das Beste für die Haut

Nach dem Bad in der warmen Sonne, mit einem Buch in der einen und einem erfrischenden Getränk in der anderen Hand, tragen Sie die wohltuenden Wirkstoffe für dehydrierte Haut auf – am besten gleich nach der Dusche.

Gesichtspackung für sonnengestresste Haut

30 ml Johanniskrautöl | 1 Eigelb | 1 Spritzer Zitronensaft

1 Das Johanniskraut tropfenweise in das Eigelb rühren, zum Schluss den Zitronensaft unterheben.
2 Den Mix mit einem breiten Pinsel auf Gesicht, Hals und Dekolleté auftragen. Nach einer halben Stunde mit viel warmem Wasser abwaschen.
Pur würde das Johanniskraut im Gesicht eventuell zu intensiv sein, mit dem Ei emulgiert es schön und entfaltet so seine wunderbare Wirkung.

Sommerleichte Körpermilch

18 g Lamecreme | 50 ml Ölbasismischung und Jojoba- oder Ringelblumenöl | 150 ml Lavendel-, Neroli- oder Melissenhydrolat | ätherische Öle: ca. 25 Tropfen Lavendel- und 20 Tropfen Neroliöl

1 Lamecreme in ein Schraubglas füllen und im Wasserbad schmelzen.
2 Ölbasismischung und Jojobaöl dazugeben und das Hydrolat unter Rühren einfließen lassen.
3 Nochmals alles schmelzen. Das Glas aus dem Wasserbad nehmen und kräftig schütteln.
4 In die überkühlte Lotion die ätherischen Öle einträufeln und abfüllen.
Vorsicht! Den Schraubverschluss gut zudrehen, ein Geschirrtuch um das Glas wickeln und erst dann schütteln.

Nachtcreme »Schöne Sennerin«

50 ml Vollmilch, oder 25 ml Milch und 25 ml süße Sahne | 50 ml Lavendelblütenöl (Mazerat mit Olivenöl) | 20 ml Johanniskrautblüten- oder Holunderblütenöl | ätherische Öle nach Belieben

1 Milch mit dem Stabmixer gut zwei Minuten kräftig mixen, danach die Öle in dünnem Strahl einrühren bis eine feine Creme entsteht.
2 Einige Tropfen ätherisches Öl unterrühren, die Creme in Tiegel füllen und im Kühlschrank aufbewahren.
3 Das gereinigte Gesicht mit Rosen- oder Lavendelhydrolat einsprühen. In die noch feuchte Haut die Blütencreme einklopfen.

Sommersprossen

Sommersprossen sind in der warmen Jahreszeit besonders deutlich zu sehen. Sie sind hübsch und keck, aber manch einer würde sie gerne an dem einen oder anderen Tag ein wenig retuschieren. Mit Petersilienkraut ist das möglich. Mit einem Tee daraus werden Sommersprossen, Leber- und Altersflecken etwas gebleicht und auch Farbunterschiede in der Haut ausgeglichen.

Überbrühen Sie dazu drei Esslöffel klein geschnittene Petersilie mit einem halben Liter kochendem Wasser und lassen Sie das Ganze 15 Minuten ziehen. Das »Teewasser« abseihen und die betroffenen Stellen täglich abends, über einen Zeitraum von zwei Wochen damit abwaschen.

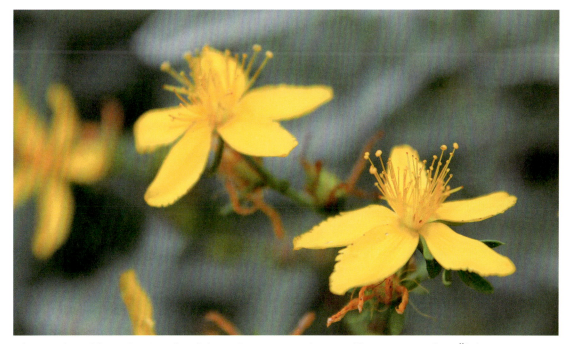

Oben Johanniskraut ist ein pflanzlicher Stimmungsmacher. Medikamente aus dem Öl der Samen machen die Haut aber sonnenempfindlich.

Langsam altern

Vieles hat Einfluss auf die Beschaffenheit unserer Haut. Genetische Faktoren genauso wie die Lebensumstände. Oft wird ein übermäßiger Genuss von Sonne dafür verantwortlich gemacht, dass die Haut frühzeitig faltig wird und altert. Hinzu kommt, dass sich auch der physiologische Alterungsprozess auf die Elastizität, Durchblutung und Fähigkeit der Haut auswirkt, Sonneneinstrahlung zu reflektieren.

Vorsicht vor Genussgiften

Falscher Ernährung, Nikotin und Alkohol sowie bestimmten Medikamenten, Chemikalien und Umweltschadstoffen und deren Einfluss auf die Haut könnte man ein ganzes Buch widmen. So sorgt Rauchen, nach einer Studie der Universität von Rochester, für vorzeitige Falten.

Alle diese äußeren Faktoren setzen im Körper zusätzlich freie Radikale frei. Diese sind vielen Wissenschaftlern zufolge nicht nur für das frühzeitige Altern verantwortlich, sondern tragen auch zur Entstehung von Krankheiten wie Krebs bei. Natürlich hat jeder Mensch in diesem Zusammenhang sein Erbe zu tragen. Letztendlich ist es das Zusammenspiel vieler Faktoren, die eine Haut rascher oder weniger rasch altern lassen.

Haarpflege im Sommer

Sonne, Hitze und Wind trocknen die Haare aus. Es gibt eine ganz einfache Methode, dem Haar im Sommer etwas Gutes zu tun. Verreiben Sie ein wenig kalt gepresstes Öl, eventuell mit einigen Tropfen reinen ätherischen Öls wie Ylang-Ylang angereichert, in den Handflächen und streichen Sie damit die Haare ein. Gut bürsten, das macht das Haar glänzend und elastisch.

Sehr empfehlenswert sind auch Öl-Haarwäschen. Dazu wird die übliche Menge des eigenen Haarshampoos mit einem Esslöffel Olivenöl gemischt und damit die Haare gewaschen. Gutes Gelingen und viel Freude beim Ausprobieren!

Auch ein spezielles Haarwasser aus Brennnesseltinktur und Rosenhydrolat stärkt und pflegt beanspruchte Haare. Für die Brennnesseltinktur wird ein Einmachglas locker mit Brennnesselblättern gefüllt, die dann mit einem Liter 50-prozentigem Alkohol übergossen werden. Schließen Sie das Glas luftdicht ab. Nach 14 Tagen an einem sonnigen Platz erfolgt die erste Filtration durch ein Filterpapier in ein großes Glasgefäß. Dem Filtrat werden nun noch zwei Liter Weißweinessig zugegeben. Wenn weiße Wolken im Gefäß schwimmen, die auf den Gefäßboden absinken, ist die Tinktur nicht schlecht geworden. Jetzt können Sie zum zweiten Mal über mehrere Kaffeefilter filtrieren. Der Essig wird in Flakons abgefüllt. Vergessen Sie nicht die Beschriftung, damit es nicht zu Verwechslungen mit ähnlichen Flakons und Produkten kommt.

Brennnessel-Rosenhaarwasser

30 ml Brennnesseltinktur | 40 ml Rosenhydrolat | 80 ml destilliertes Wasser | 30 ml 50-prozentiger Alkohol

Mischen Sie alle Zutaten und bewahren Sie das Haarwasser in einer braunen Flasche gut verschlossen auf.

Schnellkur bei spröden Haarspitzen

1 Eigelb | 15 ml Rizinusöl | 15 ml Johanniskrautöl | einige Tropfen ätherisches Öl nach Belieben

1 Eigelb und Öl mischen. Eventuell ätherisches Öl zufügen. Alles zu einer Art Mayonnaise anrühren.
2 Diese in die trockenen Haarspitzen massieren. Eine Stunde wirken lassen, danach gründlich waschen und mit Haarwasser (siehe S. 130) ausspülen.

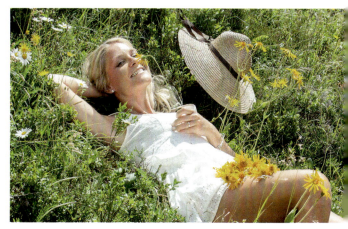

Oben Oft wünscht man sich nichts, außer einer entspannenden Zeit, um die Seele baumeln zu lassen.

Sommerpflege für naturkrause und lange Haare

75 ml Kokosöl | 5–7 Tropfen ätherisches Ylang-Ylang-Öl

1 Das Kokosöl sanft schmelzen (nicht heiß werden lassen). Das ätherische Öl untermischen.
2 Nach dem Haarewaschen oder vor dem täglichen Bürsten etwas davon im Haar verteilen. Nährt und bringt herrlichen Glanz und unglaublichen Duft.
Bio-Kokosöl ist im Sommer cremig weich bis flüssig und lässt sich gut im Haar verteilen.

Pflanzen mit Frischeeffekt

Ihren aromatischen Blättchen verdanken wir weltweit erfrischenden Genuss, ob nun als Zahnpasta, Kaugummi, Tee oder Süßigkeit. Die Pfefferminze *(Mentha piperita)* und ihr belebendes Aroma verhalf schon früh zu gesundem Atem. In Arabien und Nordafrika wird die erfrischende Wirkung der Marokkanischen Minze *(M. spicata)* in Form eines warmen Minztees mit kühlender Wirkung sehr geschätzt. Gerade im Sommer lassen sich Minzen aber auch in der Kosmetik vielfältig verwenden.

Kühlender After-Sun-Balsam

90 ml Kokosöl | ätherische Öle: 12 Tropfen Pfefferminz- und 4 Tropfen Zitronenöl

1 Das Kokosöl sanft schmelzen. Die ätherischen Öle untermischen.
2 Die Haut nach dem Duschen nur vorsichtig abtupfen und dann reichlich mit dem Kokosbalsam eincremen.
Dieser Balsam ist ein besonderer Genuss nach einem langen, heißen Tag! Kokosöl, Minze und Zitronen haben einen kühlenden Effekt.

Sommerzeit – Rosenzeit! Rosenbalsam

3 g Bienenwachs | 20 ml Jojobaöl | 10 ml Wildrosenöl | 18 – 20 Tropfen ätherisches Rosenöl persisch (in Jojobaöl)

1 Bienenwachs im Wasserbad schmelzen. Jojobaöl mit einem Stäbchen unterrühren.
2 Sobald alles geschmolzen ist vom Herd nehmen, gut abkühlen lassen und anschließend das ätherische Rosenöl dazumischen.
3 In Cremetiegel füllen.

Multitalent Rose

Nicht umsonst ist die Rose die Königin der Blumen. Neben ihrer Schönheit sind es vor allem die bedeutenden Wirkstoffe und die vielfältigen Einsatzmöglichkeiten, die sie als Multitalent auszeichnen. Im Orient, bevorzugt in arabischen Ländern, wird hochstehenden Gästen Rosenwasser in die Hände gegossen, zur Benetzung des Gesichts – eine sehr ehrfurchtsvolle Geste mit symbolisch-spirituellem Gehalt. Auch im Alltagsleben spielt Rosenwasser eine große Rolle: In der Küche werden Fruchtsäfte, Süßspeisen, Desserts, Fruchtsalate, Kompotte und Reisspeisen damit aromatisiert. Rosenwasser und Apfelsaft mit Mineralwasser, Sekt oder Champagner kann auch hierzulande ein Party-Highlight werden. Immer wird mit Rosenduft eine entspannte, ausgeglichene Atmosphäre erreicht.
Und für die Haut? Rosen-Kosmetik ist besonders hochwertig und pflegend. Es gibt Lotionen, Salben, Gesichtswasser und mehr auf Rosenbasis.

Nachtcreme für eher trockene Haut

7 Bienenwachskügelchen oder 2 g Bienenwachs | 5 ml Weizenkeimöl | 5 ml Wildrosenöl | 5 ml Arganöl | 10 g Sheabutter | ½ TL Lamecreme | ½ TL Emulsan | 15 ml Rosenhydrolat oder Lavendelhydrolat | etwas Sanddornöl | ätherische Öle: zum Beispiel 5 Tropfen Rosen-, 5 Tropfen Weihrauch-, 5 Tropfen Sandelholz-, 2 Tropfen Karottensamenöl

1 Für die Ölphase Bienenwachs im Wasserbad schmelzen. Die Öle außer dem Sanddornöl zugeben, zum Schluss die Sheabutter.
2 Lamecreme und Emulsan mit dem Hydrolat erhitzen. Aus dem Wasserbad nehmen und sofort mit dem Mixer auf höchster Stufe vermischen.
3 In diese cremige Textur die Ölphase einfließen lassen, ständig rühren bis alles nur noch lauwarm ist.
4 Sanddornöl und die ätherischen Öle zugeben, durchrühren und für ca. zwei Stunden in den Kühlschrank stellen.
5 Nach dem Erkalten in Cremetiegel füllen.

Gesichtsspray

Im Sommer sind Gesichtssprays ganz besonders erfrischend. Verwenden Sie dafür ein hochwertiges Hydrolat (siehe S. 20)! Rose, Neroli oder Lavendel sind eine wahre Wohltat für Haut und Seele. Mit kühlendem Pfefferminzhydrolat können Sie sich an heißen Sommertagen etwas Entspannung verschaffen, vor allem, wenn Sie häufig unter Kopfschmerzen leiden.

Dem Essig auf der Spur

Hat man im 18. Jahrhundert schon über ausgeglichenen Wasserhaushalt und feuchtigkeitsspendende Emulsionen nachgedacht? Wohl kaum. Allerdings ist eine enorme Vielfalt von Duftessigen als die wohl gebräuchlichsten Heil- und Pflegemittel bereits seit früher Zeit bekannt. Sie erfrischten schon damals die Lebensgeister, kurierten kleine Wehwehchen, bewahrten die reine Haut heranwachsender Damen und spendeten als Gurgelwasser frischen Atem. Selbst dem Badewasser machte Essig als belebendes Parfüm seine Aufwartung. Und als Essenz in Riechfläschchen half Duftessig, feinfühligen und durch ihre Korsetts behinderten Damen bei Unpässlichkeiten wieder zu sich zu kommen.

Bis heute hat sich insbesondere Apfelessig für die Schönheit von Haut und Haar bewährt. Er regt die Hautfunktionen an, fördert die Durchblutung, strafft die Haut, glättet sie und wirkt dabei erfrischend und belebend – und das ist gerade im Sommer eine Wohltat! Die Vielseitigkeit der pflegenden und heilenden Wirkung zeigt sich in zahlreichen Anwendungen: Im Wannenbad wirkt Apfelessig wahre Wunder. Schon 0,25 Liter genügen, um müde und schlaffe Haut nachhaltig zu erfrischen.

Essigvielfalt

Essig ist nicht gleich Essig! In der Kosmetik hat vor allem Apfelessig einen guten Ruf. Ins Badewasser gegossen entfaltet Apfelessig seine Wirkung. Zusammen mit duftenden Blüten wie Lavendel oder Rose klärt und beruhigt er unreine Haut und hilft bei kleinen Hautunreinheiten. Die Haut wird damit nachhaltig erfrischt und das Badewasser duftet wunderbar.

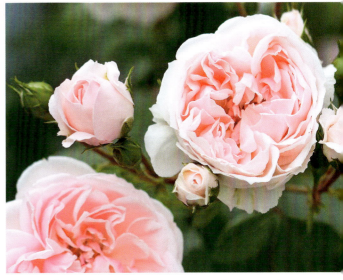

Oben Die Schönheitspflege im Namen der Rose erlaubt einzigartige Sinneserfahrungen in den eigenen vier Wänden.

Rosenessig

125 ml Apfelessig | 2 Handvoll Rosenblätter | 125 ml destilliertes Wasser

1 Den Apfelessig erwärmen, dann die Rosenblätter zufügen.
2 Mit dem destillierten Wasser auffüllen.
3 Den Essig in eine weithalsige Flasche schütten und zwei Wochen dunkel und kühl stellen. Ab und zu schütteln.
4 Abfiltern und die Rosenblätter dabei gut ausdrücken. In eine dekorative Flasche füllen.
Rosenessig wird nach dem Duschen oder Baden aufgetragen. Vor allem bei juckender und empfindlicher Haut leistet er gute Dienste. Bei der Auswahl der Rosenblätter müssen Sie sorgfältig vorgehen. Die Rosen dürfen nicht mit Pestiziden, also chemischen Pflanzenschutzmitteln behandelt worden sein.

Schön durch die Jahreszeiten

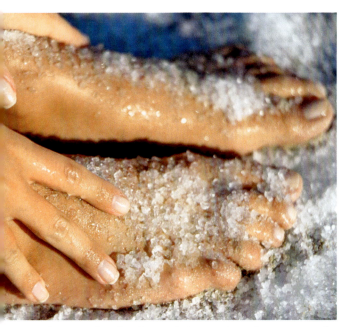

Oben Auf Badesalze und deren Mineralien vertraut die Menschheit bereits seit dem Altertum.

Meersalz, Algen & Co.

Kaum ein Ort entspannt und vitalisiert gleichzeitig so wie das Meer. Die Füße, vom Kommen und Gehen der Wellen umspült, die Nase von gesunder Luft umweht – das gibt Kraft und Ruhe zugleich. Schon vor Tausenden von Jahren kannte man in China Kuren mit Algen und Wasser. Die Thalasso-Therapie, die noch heute Meerwasser, Algen oder Seeschlick einsetzt, zeugt davon. Begonnen haben Thalasso-Behandlungen schon um ca. 3 000 vor Christus.
Ob Creme, Shampoo oder Serum – sehr viele Pflegeprodukte enthalten Meersalz, Algen & Co. Salz aus dem Toten Meer ist ein bewährter Klassiker der Naturkosmetik. Bei der Thalasso-Therapie stehen natürliche Inhaltsstoffe von Meerwasser, Meeressand und Algen, Vitamine, Mineralien und Spurenelemente im Zentrum. Algen- und Schlammpackungen gehören dazu wie die Inhalation von Meerwasserdämpfen, -bädern oder -duschen. Für die selbst gemachte Naturkosmetik können wir Produkte aus dem Meer durchaus nutzen. Bäder auf Salzbasis (siehe S. 82) sind leicht herzustellen und sehr effektiv.

Auf und davon

Die Inhalation von Meerwasserdämpfen befeuchten die Atemwege und lindern akute Beschwerden. Salzdampfbäder oder Salzlösungen in Nasensprays zeugen davon.

Aus kosmetischer Sicht zeigen Algen- und Schlammpackungen hervorragende Wirkung: Diese sollen den Stoffwechsel ankurbeln und Diäten unterstützen. Bei speziellen Thalasso-Behandlungen wird die Haut nicht nur gereinigt, sondern es werden ihr Nährstoffe und Sauerstoff zugeführt, die bei ihrer Straffung helfen. Auch Durchblutungsstörungen, Stress, Neurodermitis und vieles mehr können durch diese Anwendungen gelindert werden. Gesunde und frische Haut ist das Ergebnis.

Zu einer umfangreichen Thalasso-Therapie gehört Meeresluft sowie Meeresklima.

Sommerplagen

Sommer, Sonne, Sonnenschein – wir lieben den Sommer, wenn da nicht die lästigen Insekten wären. Zur sommerlichen Hautpflege gehört deshalb auch ein Schutz vor den kleinen Plagegeistern. Vor allem ätherische Öle sind eine sanfte, aber wirkungsvolle Methode zu ihrer Abwehr. Die intensiven ätherischen Öle von Cit-

Insektenschutz

- Säuglinge und Kleinkinder sollten nicht mit ätherischen Ölen eingerieben werden. Einige Tropfen können Sie aber auf Bettwäsche und Kleidung geben.
- Mischen Sie ätherische Öle mit einer nicht duftenden Körperlotion oder einem Körperöl, ca. 30 Tropfen auf 100 Milliliter.
- Stellen Sie auf Ihren Esstisch im Freien einige Schalen oder Gläser mit in Wasser gelöster Essig-, Zitronen- oder Lavendelessenz, damit Insekten verduften.
- Tragen Sie abends im Freien langärmelige, helle Kleidung.
- Wollen Sie sich speziell im Garten gegen Insekten rüsten, setzen Sie auf Duftpelargonien und Weihrauchpflanzen.
- Legen Sie sich einen Ventilator zu. Denn eines können die flugbegabten Wesen nicht: Sich einem »Orkan« mit ihrem Fliegengewicht entgegenwerfen.
- Fliegengitter an Fenster und Türen halten Insekten draußen.

riodora, Eukalyptus, Geranie, Lavendel, Nelke, Pfefferminze und Zitrone lassen Insekten verduften. Ihre Wirkungsdauer fällt allerdings individuell unterschiedlich aus und wird durch Schwitzen und Baden herabgesetzt. Da ätherische Öle die Haut reizen können, nicht übermäßig viel verwenden.

Ein Geschenk der Natur: Spitzwegerich

Bei Insektenstichen gibt es altbewährte Hausmittel, wie eine halbierte Zwiebel auf den Stich zu legen. Sehr gut hilft auch Spitzwegerich, der auf Wiesen und an Wegrändern anzutreffen ist. Die enthaltenen Wirkstoffe wirken desinfizierend und wundheilend. Wenn Sie gestochen werden, nehmen Sie ein Spitzwegerichblatt in den Mund und kauen Sie es zu Pflanzenbrei. Diesen gibt man dann auf die Schwellung, die schnell zurückgeht.

Weil nicht immer Spitzwegerich zur Hand ist, können Sie für Notfälle eine Spitzwegerichtinktur nach dem Rezept für Kräutertinkturen (siehe S. 52) herstellen.

Anti-Juckreiz-Roll-on

Eine Handvoll Spitzwegerichblätter | 50-prozentiger Alkohol | Lavendelhydrolat | 5 Tropfen ätherisches Lavendelöl

1 Die Spitzwegerichblätter fein schneiden, in ein Marmeladenglas füllen und mit Alkohol aufgießen. Es soll gut die doppelte bis dreifache Menge an Alkohol wie Kräuter sein.
2 Etwa vier Wochen ziehen lassen, dazwischen öfters schütteln. Die Tinktur wird tief grün.
3 Nun filtern und zwei Teile Tinktur mit einem Teil Lavendelhydrolat verdünnen. Das ätherische Öl zugeben.

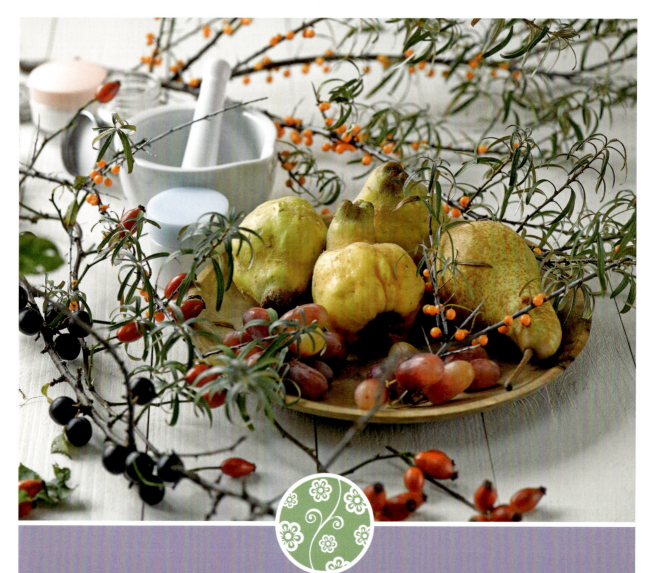

Herbstinspirationen

Langsam verabschiedet sich der Sommer. Die Tage werden kürzer, die Abende länger. Wir spüren den kühlen Wind und auch das letzte Sommerkleid wird bald verstaut sein. Wenn der Herbst, von spektakulären Farben und den vielen Früchten der Natur begleitet, Einzug hält, kehrt nach der Erntezeit langsam Ruhe ein.

Nach einem aktiven Sommer, in dem wir Sonne und Wärme getankt haben, ist es wichtig, diese Energie für den Winter zu speichern. Für unsere Haut bedeutet der Herbstbeginn eine große Umstellung: Um gut durch Wind, Nässe und Kälte zu kommen und sich gleichzeitig auch an die meist trockene Heizungsluft in der Wohnung anzupassen, freuen sich Haut und Haar jetzt auf etwas mehr unterstützende Pflege.

Raues Wetter! Raue Haut?

Der Herbst hat Einzug gehalten. Das Laub verfärbt sich, Frühnebel verdeckt die aufgehende Sonne. Jetzt startet auch die Haut zu einem Marathon. Schon ab etwa 10 °C verlangsamen die Talgdrüsen ihre Fettproduktion. Dadurch trocknet die Haut zunehmend aus und kann sich nur schlecht gegen den immer häufigeren Regen oder die stürmischen Herbstwinde wehren. Eine an sich »normale Haut« neigt jetzt vielleicht zu Unreinheiten. Verwenden Sie in der Übergangszeit anstelle von kühlenden Gels besser Lotionen. Im Winter wechseln Sie von Lotionen dann auf reichhaltige Cremes.

Genau das Richtige: Packungen und Masken

Reichhaltige Pflege ist jetzt angesagt. Mit einer Packung oder Maske können Sie Ihrer Haut etwas Gutes tun und sie für die Unbilden der kommenden Zeit wappnen.
Kennen Sie den Unterschied? Im Gegensatz zu Packungen werden Masken einige Zeit nach dem Auftragen fest. Packungen dagegen behalten ihre weiche Konsistenz. Beide werden aber mit reichlich lauwarmem Wasser abgenommen.

Weizenkleie-Packung

2 EL Weizenkleie |
45 ml Buttermilch

1 Die Zutaten gut vermischen.
2 Die Packung auf die gereinigte Haut auftragen und zehn Minuten einwirken lassen. Mit lauwarmem Wasser abnehmen.

Bananenmaske

1 Banane | etwas Olivenöl oder Milch

1 Die Banane zerdrücken, anschließend Olivenöl oder Kuhmilch oder besser noch Ziegenmilch zufügen.
2 Die Maske auf die gereinigte Haut auftragen und 20 Minuten einwirken lassen. Mit lauwarmem Wasser abnehmen.
Anstelle von Öl ist auch Ziegenmilch sehr wirkungsvoll. Sie hat nämlich noch mehr Fett und Enzyme als Kuhmilch.

Reichhaltige Samen

Samen werden jetzt allerorts reif. Ob Nachtkerzen, Sesam oder Leinsamen – allesamt bieten wertvolle Inhaltsstoffe.
Nachtkerzenöl unterstützt die natürlichen Hautfunktionen. Bis zweimal pro Woche können Sie anstelle der bisher verwendeten Augencreme einen Tropfen Nachtkerzenöl vorsichtig um die Augenpartie einklopfen.
Außerdem können Sie etwas Öl auf das angefeuchtete Gesicht auftragen und ein wenig einmassieren. Danach das Gesicht nicht abrubbeln, sondern nur sanft abtupfen und keine Pflegecreme auftragen.

Gesichtsmaske Sahne-Kartoffel

3 EL Heilerde | 30 ml Sahne |
Saft einer Kartoffel

1 Alle Zutaten miteinander verrühren. Großzügig auf die gereinigte Gesichtshaut auftragen.

Schön durch die Jahreszeiten

1 Schüßler-Salz-Pastillen in 10 Milliliter Wasser auflösen.
2 Aus Heilerde und Wasser einen Brei anrühren. Das Öl und die aufgelösten Pastillen zufügen. Alles gut verrühren.
3 Auf die Gesichtshaut auftragen und ca. 20 Minuten einwirken lassen, dann mit lauwarmem Wasser abnehmen.
Schüßler-Salze sind sehr bekannt und vielfach einsetzbar. Das Schüßler-Salz Nr. 11 ist nichts anderes als Silicea, das gut ist für Haut, Haare und Bindegewebe.

Herbstliche Hand- und Fußpflege

Aus lauter wärmender Kleidung lugen jetzt für gewöhnlich nur die Hände hervor. Mit der Herbstzeit gehen deshalb trockene, rissige Hände und mitunter Füße einher. Auf folgende Cremes können Sie bauen:

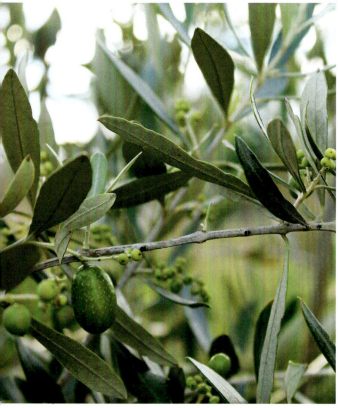

Oben   Oliven sind seit Jahrhunderten Sinnbild für ein langes Leben. Das Öl ist gut für die Ernährung und Basis vieler kosmetischer Produkte.

Reichhaltige Hand- und Fußcreme

25 g Bienenwachs | 25 g Lanolin anhydrid | 75 ml Ringelblumenöl (oder Lavendelöl, Kamillenöl, Johanniskrautöl) | 50 ml Lavendelhydrolat | ätherische Öle: je 10 Tropfen Kamillenöl blau, Zitronen- und Lavendel- oder Thymianöl linalool

1 Bienenwachs und Lanolin im Wasserbad schmelzen.
2 Ringelblumenöl unter Rühren zufügen. Beginnt die Masse dicklich zu werden, das Hydrolat in dünnem Strahl einfließen lassen, dabei mit dem Mixer auf höchster Stufe rühren.

2 Die Maske 20 Minuten einwirken lassen. Danach mit warmem Wasser abspülen.

Heilerde-Maske für unreine Haut

5 Pastillen Schüßler-Salze Nr. 11 | 2 EL Heilerde | etwas lauwarmes Wasser | je 5–7 Tropfen Jojoba- und Nachtkerzenöl

3 Ist die Creme nur noch handwarm, können die ätherischen Öle eingerührt werden.
4 Die Creme in kleine Tiegel füllen.
Diese Hand- oder Fußcreme ist ideal für die kalte Jahreszeit, für stark beanspruchte Hände nach der Gartenarbeit oder beim Wintersport.

Handpflege aus Kartoffeln

Stellen Sie aus zwei gekochten und pürierten Kartoffeln, zwei Esslöffeln Milch und einem Teelöffel Honig einen festen Brei her, der dann auf den Händen verteilt wird. Die Kartoffel-Handpflege sollte mindestens eine halbe Stunde einwirken.

Altbewährt: Sesamöl

Wärmen Sie zwei Esslöffel Sesamöl im Wasserbad und massieren Sie das Öl anschließend zwei Minuten in Hände und Füße ein. Dünne Baumwollhandschuhe oder Socken darüber und gute Nacht!
Mit pflanzlichen Wirkstoffen angereicherte Cremes verwöhnen die beanspruchte Haut. Aber sogar eine einfache Hirschtalgcreme reicht für ein vorzeigbares Ergebnis am nächsten Morgen aus. Die Cremes wirken über Nacht wahre Wunder, was am Thermoeffekt liegt. Die Wärme steigert die Durchblutung, die Poren öffnen sich und die Haut saugt einem Schwamm gleich die pflegenden Wirkstoffe auf.

Bodenschätze

Als Beautyelixier aus der Erde bieten sich besonders Kartoffeln an. Die gesunde Knolle liefert

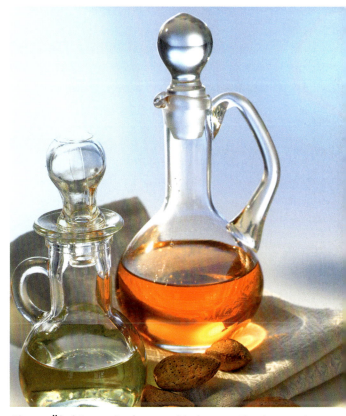

Oben Öle können in den verschiedensten Flaschen und Behältnissen aufbewahrt werden. Selbst hergestellte Öle sind ein schönes Geschenk.

neben Vitamin C und B auch wertvolle Mineralien für eine gepflegte Haut. In Kombination mit Klei- oder Heilerde lassen sich pflegende Gesichtsmasken, insbesondere für die besonders fettige Haut zusammenmixen.
Innerlich wie äußerlich profitiert die Haut von Kartoffeln. Als Brei verhelfen sie rauer Haut zu Weichheit und Geschmeidigkeit. Rohe Kartoffelscheiben auf die geschlossenen Augen gelegt, dämmen Schwellungen ein. Für die Hände sind roh geraspelte Kartoffeln gut. Ohne Hilfe wird das Auftragen allerdings nicht gut gelingen.

Schön durch die Jahreszeiten

Was Lippen jetzt brauchen

Der Wechsel kalt-warm tut der Haut, insbesondere an den Lippen, nicht gut. Draußen heißt es: Nicht über die Lippen lecken, denn das macht rissige Lippen noch spröder!
Ein jahrtausendealtes Hausmittel nutzten schon die Alten Ägypter: Honig. Die von Bienen aus Blütennektar produzierte Substanz soll bei bestimmten Wunden besser helfen als Antibiotika.

Sanftes Honigpeeling

2 TL kristallisierter Honig oder 1 TL warmer Honig und 1 TL Zucker | nach Belieben einige Tropfen Macadamia-Nuss-, Sanddorn-, Sesam-, Olivenöl

1 Honig und Öl vermischen.
2 Die Mischung mit einer weichen Zahnbürste auf die Lippen auftragen.
Das Peeling regt auf sanfte Art die Durchblutung an, schrubbt lose Hautschüppchen weg und unterstützt den Zellerneuerungsprozess.

Lippenpflegestift

8 g Bio-Kakaobutter | 6 g Bienenwachs | 20 ml Jojobaöl | 4–5 Tropfen Sanddornöl | ätherische Öle: 8 Tropfen Mandarinenöl rot, 2 Tropfen Vanilleöl

1 Kakaobutter und Bienenwachs im Wasserbad schmelzen.
2 Jojobaöl unterrühren und kurz überkühlen lassen. Sanddornöl und ätherische Öle zugeben, verrühren.
3 Ergibt Masse für vier Pflegestifte. Rasch in die vorbereiteten Lippenstifthülsen einfüllen und im Kühlschrank auskühlen lassen.
Wenn Sie anfällig für Fieberblasen sind, empfiehlt es sich, anstatt Mandarinen- und Vanilleöl das ätherische Öl der Zitronenmelisse zu verwenden.

Schönheit ernten

Jetzt leert die Natur ihr Füllhorn aus: In üppiger Vielfalt steht Obst und Gemüse bereit. Die herbstlichen Genüsse bereiten nicht nur Ihrem Magen, sondern auch Ihrer Schönheit Freude, denn sie glätten Fältchen, bleichen Pigmentflecken und beruhigen sensible Haut!

Rose *(Rosa* sp.*)*

Wildrosenöl wird aus den kleinen Samen gewonnen und löst als sanftes Peeling Hautschüppchen. Es regt die Haut zur Zellerzeugung an und bringt sie durch viel Vitamin A zum Strahlen. Trockener Haut kommen die ungesättigten Fettsäuren zugute und Vitamin C stützt Kollagen- und Elastinfasern. Hagebuttenextrakt hellt mit Vitamin-A-Säure unschöne Pigmentflecken auf. Das Öl versiegelt das Haar und bindet so Farbpigmente.

Quitte *(Cydonia oblonga)*

Aus Quitten kann man nur Gelee machen? Nein, denn in Quitten steckt noch viel mehr! Quellen die pektinhaltigen Kerne in Wasser, entsteht ein Schleim, der der Haut Feuchtigkeit gibt, ohne sie zu überfetten. Ein Auszug aus den Kernen ist entzündungshemmend, feuchtigkeitsbindend und reizlindernd.

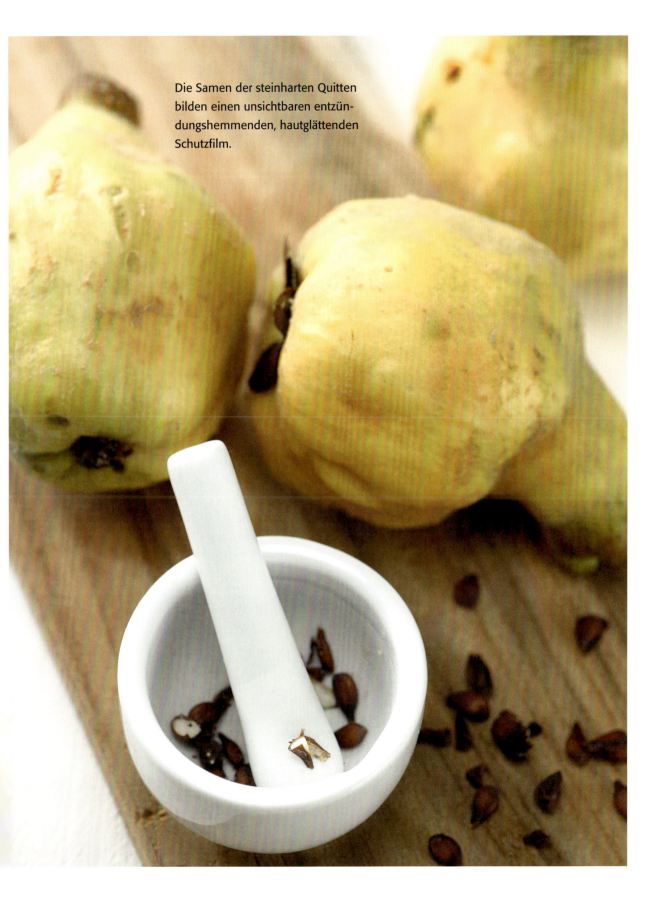

Die Samen der steinharten Quitten bilden einen unsichtbaren entzündungshemmenden, hautglättenden Schutzfilm.

Schön durch die Jahreszeiten

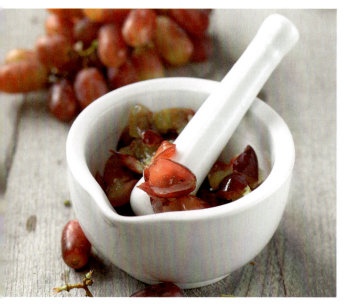

Oben Werden die Trauben zerstampft, kann das Mus als Maske aufgetragen werden.

Quitten-Gel

1 TL getrocknete, nicht zerstoßene Quittenkerne | 100 ml kaltes Wasser

1 Für einen schonenden Kaltauszug die Kerne nachts einweichen, dann filtern und kurz aufkochen.
2 In kleinen 10-ml-Salbendöschen portioniert einfrieren und frisch, zum Beispiel als Maskengrundlage verwenden.

Birnen *(Pyrus communis)*

Voller Vitamine und Mineralstoffe sorgen Birnen alleine schon beim Verzehr für schöne Haut. Als Maske aufgetragen lindern die antibakteriell wirkenden Inhaltsstoffe Hautunreinheiten.

Birnen-Joghurt-Maske

1 Birne | 1 EL Naturjoghurt

1 Die Birne waschen, in Stücke schneiden und pürieren. Unter den Joghurt heben.
2 Die Mischung großzügig auf dem Gesicht verteilen, nach zehn Minuten mit lauwarmem Wasser abschwemmen.

Sanddorn *(Hippophae rhamnoides)*

Seine leuchtend orangeroten Beeren haben es in sich: Vitamin C, Vitamin E und Provitamin A machen den Beerenextrakt zum Radikalenfänger und Anti-Aging-Wirkstoff par excellence.
Für sensible Haut ist das Kernöl eine Wohltat: Der Mix aus Linol-, Linolen- und der seltenen Palmitoleinsäure hält die Hornschüppchen zusammen wie Mörtel eine Ziegelwand.

Weintrauben *(Vitis vinifera)*

Kaltgepresstes Traubenkernöl ist aus der Naturkosmetik nicht wegzudenken. Großes Plus des Traubenkernöls: Es fühlt sich nicht fettig an und ist deshalb ideal zur Körperpflege geeignet. Als Pflegegrundlage wird das Öl in Cremes für Mischhaut verwendet, für belebende Packungen und für wohltuende Massagen. Mit Fruchtmark vermischt, gibt es ein gutes Peeling ab.
Versuchen Sie ein ganz einfaches Rezept: Eine Handvoll Trauben zerdrücken, das Mus auf Dekolleté und Bauch, Oberschenkel und Po auftragen. Nach zehn Minuten Einwirkzeit und anschließender warmer Dusche ist Ihre Haut herrlich weich und glatt, prall und geschmeidig.
In Masken schützt Traubenkernöl die Zellstruktur

der Haut, als Lotion bewahrt es den Gehalt an natürlicher Feuchtigkeit, als Bad ist es ein Entspannungswunder. Unvergorene Trauben, die mit Quellwasser und etwas Honig vermischt werden, schützen die Haut durch Polyphenole vor vorzeitiger Alterung. Baden in Wein ist gewiss eine Verschwendung, und dennoch eine genussvolle Erfahrung!

Eine Gesichtsmassage macht Ihre Haut weich und glatt und polstert sie auf. Tauchen Sie Zeige- und Mittelfinger in Traubenkernöl ein und ziehen Sie sie in kreisenden Bewegungen über Wangen, Stirn und Kinn. Unter den Augen werden wiederholt Halbkreise nachgezeichnet. Und weil die vielen Muskeln im Gesicht auch bewegt werden wollen: Grimassen schneiden, Augen rollen, Stirn runzeln, herzlich lachen – ein Training das Spaß macht!

Kürbis *(Cucurbita* sp.*)*

Die im Kürbis enthaltenen antioxidativ wirkenden Vitamine A und C und Alpha-Hydroxy-Säuren regen die Hauterneuerung an. Zink ist hilfreich bei Unreinheiten.

Kürbis-Honig-Maske

2 TL gekochter Kürbis (z. B. Hokkaido oder Butternut) | etwas Honig | ¼ TL Milch (oder Sahne, bei sehr trockener Haut)

1 Alle Zutaten mischen.
2 Die Masse auf Gesicht und Hals auftragen und 15 Minuten einwirken lassen. Danach lauwarm abspülen.

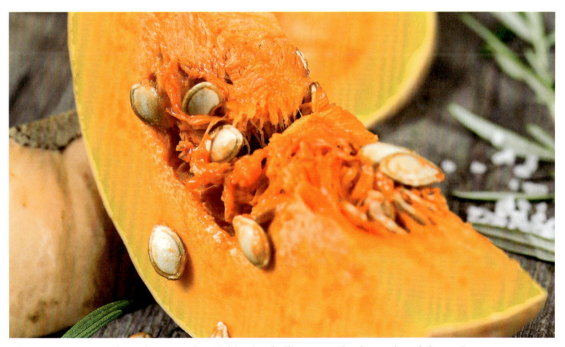

Oben Für Maya und Azteken war der Kürbis eine heilige Arzneifrucht, und noch heute ist er ein beliebtes Schönheitsmittel.

Schön durch die Jahreszeiten

Füße auf Wanderschaft

Wer den ganzen Tag lang Herbstschuhe oder Winterstiefel trägt, darf sich nicht wundern, wenn er unter Schweißfüßen oder gar Fußpilz leidet. Füße sollten immer trocken gehalten werden, das heißt Socken aus Naturmaterialien tragen; außerdem sind atmungsaktive Lederschuhe und keine Turnschuhe angesagt. Auch duftende Sohlen aus Zedernholz halten die Füße angenehm trocken und nehmen Bakterien und Pilzen den Nährboden. Nach dem Duschen müssen vor allem die Zehenzwischenräume gut abtrocknet werden. Puder, Gele oder Lösungen sind oft besser als Salben oder Cremes. Wenn Ihnen diese Behandlungen nicht gut tun, sollten Sie sich Rat bei einem Hautarzt suchen.

Thymian-Knoblauch-Fußbad

5 Knoblauchzehen | 1 Handvoll Thymian | 1 Handvoll Salbeiblätter | etwas naturreiner Essig

1 Knoblauchzehen fein hacken und mit Thymian- und Salbeiblättern in ein Schraubglas füllen.
2 Mit naturreinem Essig übergießen und zwei Wochen stehen lassen.
3 Abseihen und den Sud in eine Flasche füllen.
Für das Fußbad werden fünf Esslöffel der Essigmischung in das gut warme Wasser gegeben. Nach dem 15-minütigen Bad werden die Füße gut abgetrocknet und mit Fußpuder verwöhnt.

Dem Wetter trotzen

Auch wenn das Wetter sich nicht von seiner schönsten Seite zeigt, ein Spaziergang und taufrisches Naturvergnügungen machen einfach Spaß. Licht tut dem Gemüt sichtbar gut. Auch bei bewölktem Himmel bekommen wir draußen mehr davon, als im Haus. Ein Spaziergang macht Kopf und Körper frei. Die Herbsttage sind schließlich schön und strahlend wie Sie selbst.

Reise nach innen
Ein Tropfen Mandelöl, der zuerst in die Creme und dann ins Gesicht kommt, macht die Haut wetterfest.

In Übergangszeiten kommen Haut und Haare zwischen warmen Innenräumen und kalten Außenräumen nur selten zur Ruhe. Die Durchblutung wird deutlich zurückgefahren. Schließlich braucht es Stoffwechselenergie zum Aufrechterhalten der Körperwärme. Schlechter ernährte Zellen, eine reduzierte Talgproduktion und damit dünnere, trockenere und empfindlichere Haut sind die Folge davon. Falls draußen das Wetter doch zu verrückt spielt, ist es Zeit für eine Reise nach innen und Zeit, sich um den Körper zu kümmern, ihn zu pflegen und zu verwöhnen.

Herbstinspirationen

Knoblauch und Thymian wirken entgiftend, antimikrobiell und können lästigen Fußpilz und Fußgeruch vertreiben.

Thymian-Knoblauch-Fußpuder

6 EL getrockneter Thymian | 2 EL getrockneter Salbei | 4 EL getrockneter Knoblauch | 12 EL Maisstärke | 12 EL Speisenatron | ätherische Öle: je 12 Tropfen Thymian- ct. Thymol, Lavendel-, Atlaszederöl

1 Kräuter und Knoblauch fein pulverisieren und zu der Maisstärke und dem Natron sieben.
2 Gut vermischen, die ätherischen Öle darüber träufeln und nochmals sehr gut verrühren.
3 In hübsche Gläser oder einen Zuckerstreuer füllen.
Zweimal täglich damit die Füße gut einreiben, auch zwischen den Zehen.

Durchblutungsfördernd

Zu enge, luftundurchlässige Schuhe fördern übrigens die Entstehung von Fußschweiß und Fußpilz. Frische Luft an die Füße zu lassen ist zu allen Jahreszeiten angesagt. Beim Schuhkauf sollten Sie auf Bequemlichkeit und ein natürliches Material deshalb unbedingt achten. Und wer viel wandert und seine Füße beansprucht, für den sind Fußbäder genau das Richtige.

Wohltuende Fußbäder

Bei schwitzigen Füßen kann ein Salbeifußbad sehr gute Dienste leisten. Zur Vorbereitung wer-

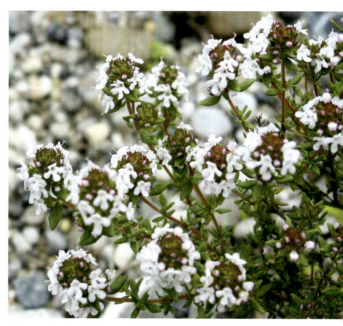

Oben Gut zu Fuß dank Thymian und Knoblauch in Form von Fußbädern und austrocknendem Fußpuder.

den frische Salbeiblätter kleingeschnitten und in einer weithalsigen Flasche mit Apfelessig übergossen, sodass die Blätter ganz bedeckt sind. Für vier Wochen kommt der Ansatz an einen kühlen Platz. Danach wird abgeseiht. Den Salbeiessig können Sie nun in eine dekorative Flasche umfüllen.

Für das Fußbad wird eine Tasse Salbeiessig ins warme Wasser gegeben, bevor die Füße mindestens 20 Minuten darin baden. Danach gut abtrocknen und mit Fußpuder verwöhnen. Wenn es noch warm draußen ist, können Sie die Beine zur Abkühlung öfter mit Zitronenmelissen- oder Nerolihydrolat einsprühen, das erfrischt und belebt.

Bei Venenproblemen sind Rezepturen mit Steinklee *(Melilotus officinalis)* und Schafgarbe *(Achillea millefolium)* oft hilfreich.

Fußbad bei drohender Erkältung

100 g Speisenatron (Speisesoda) | 8 Tropfen Thymianöl ct. Thymol

Speisenatron mit Thymianöl beträufeln, verrühren und ins Fußbad geben.
Thymian desinfiziert und ist allgemein gut bei Erkältungen. Speisenatron hilft dem Organismus zu entsäuern und entschlacken.

Fußbad bei schwitzigen Füßen

Frische Salbeiblätter | Apfelessig

1 Salbeiblätter klein schneiden und etwa vier Wochen in Apfelessig ansetzen
2 Danach abseihen und in einem dunklen Gefäß kühl aufbewahren.
Für das Fußbad eine Tasse Salbeiessig ins warme Wasser geben und die Füße mindestens 20 Minuten baden. Danach gut abtrocknen und mit Fußpuder verwöhnen. Bei Venenproblemen sind Rezepturen mit Steinklee *(Melilotus officinalis)* und Schafgarbe *(Achillea millefolium)* oft hilfreich.

Wellness von innen

Wappnen Sie Ihren Körper auch innerlich gegen nasskaltes Wetter. Vitamin C aus Wildobst und Zitrusfrüchten wirkt belebend und stimmungsaufhellend und stärkt die Abwehrkräfte. Zum Süßen ist Honig besser als Zucker. Täglich zwei bis drei Liter zuckerfreie Getränke, das empfehlen die Ernährungsexperten, ob mineralhaltiges, stilles Wasser oder Kräutertee.
Und um den Stoffwechsel auch im Herbst und Winter anzuregen, sollten Sie ab jetzt etwas schärfer essen. Ingwer und Chili bringen den Körper auf Touren, fördern die Durchblutung und heizen – im wahrsten Sinne des Wortes – ein.

Hot Whiskey

1 EL naturreiner Honig | 4 cl Whiskey | 1 dicke Scheibe Bio-Zitrone | 3 Gewürznelken | 125 ml Wasser

1 Honig mit dem Whiskey in einem Glas gut vermischen.
2 Die mit den Gewürznelken gespickte Zitrone zugeben.
3 Nun mit heißem Wasser auf gut 1/8 Liter auffüllen und genießen.
Nach einem langen Herbstspaziergang, nach getaner Gartenarbeit, oder einfach an einem gemütlichen Abend mit einem guten Buch wärmt dieses Rezept so richtig von innen. Herrlich duftend liefert es viele Vitamine und Spurenelemente und sorgt für wohlige Entspannung.

Ingwertee

2 Tassen Wasser | 6 dünne Scheiben frischen Ingwer | Saft einer halben Zitrone | Honig zum Süßen

1 Das Wasser zum Kochen bringen.
2 Ingwerscheiben zufügen und 15 Minuten ziehen lassen.
3 Zitronensaft zugeben und süßen.

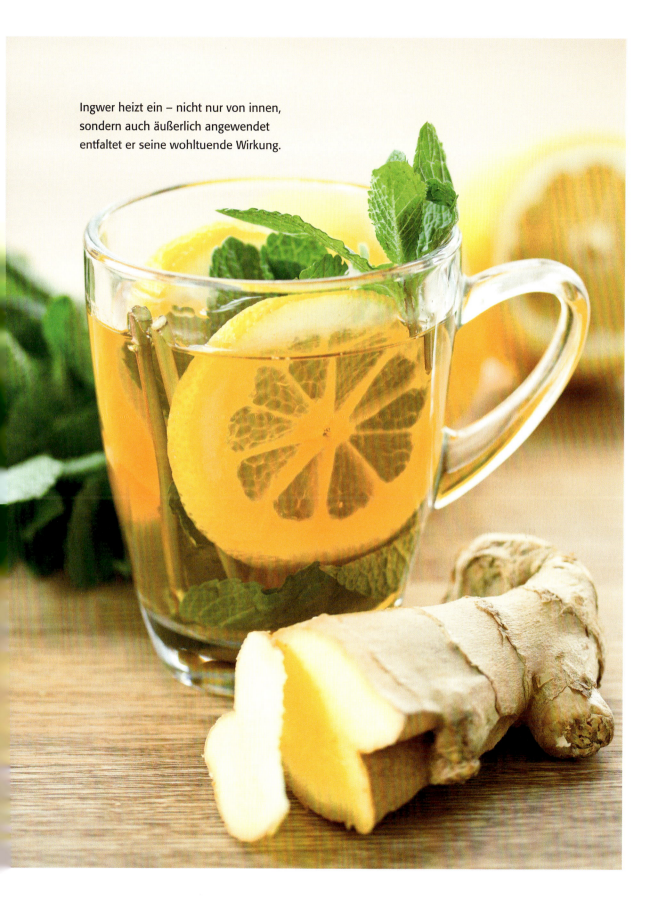

Ingwer heizt ein – nicht nur von innen, sondern auch äußerlich angewendet entfaltet er seine wohltuende Wirkung.

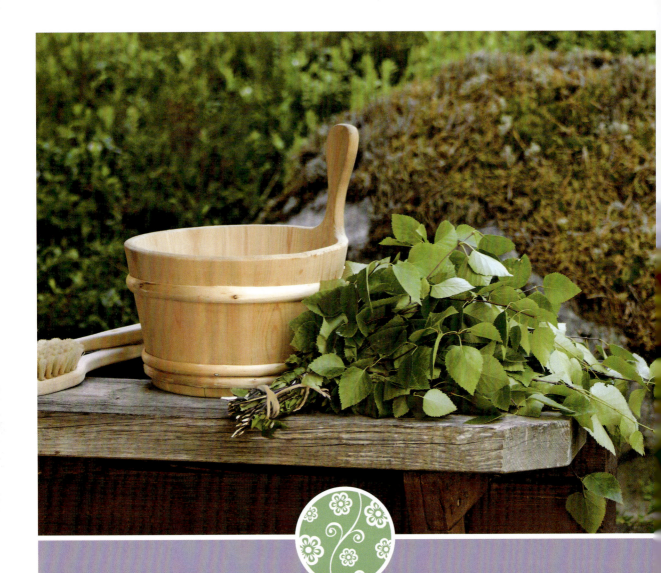

Wintersaison

Winterspaziergang gefällig? Blauer Himmel und zauberhafte weiße Schneelandschaften sind im Winter nicht mehr die Regel. Oft ist das Wetter trüb, kalt und schmuddelig. Lacht dann bei klirrender Kälte die Sonne, zieht es uns nach draußen und wir genießen die Leuchtkraft von Schnee und Himmelblau. Unsere Haut und unser Haar sind allerdings gerade im Winter auf besondere Weise beansprucht. Ob beim Spaziergang, der Skifahrt oder der Rodel-Tour in der weißen Pracht – Kälte und die UV-Strahlung setzen Haut und Haar außerordentlich zu. Pflege, die sich im Sommer angenehm angefühlt hat, ist im Winter nicht gewünscht. Jetzt ist viel Fett anstelle von viel Feuchtigkeit angesagt. Was gegen sprödes Haar, trockene Lippen und rissige Hände hilft, lesen Sie auf den kommenden Seiten.

Winterlicher Schutz

Wenn Wind und Wetter den gesamten Körper auch nicht so frontal treffen wie das Gesicht, die Haut hat im Winter an allen Körperstellen zu kämpfen. Schon die stärkere mechanische Belastung durch Wollpullover & Co. können wir fühlen – und in Form von Extrapflege ausgleichen. Und dann ist da die Sache mit dem warmen Bad. Es ist herrlich, in das schöne heiße Badewasser einzutauchen, aber auch wenn es schön wärmt: Je heißer das Wasser, desto mehr Feuchtigkeit kommt der Haut abhanden. Irritationen und Juckreiz sind die Folge. Reichhaltige Körpercremes mit einem hohen Ölanteil und üppige Bodylotions beruhigen die Haut. Ölbäder können übrigens auch in der Dusche verwendet werden.

Natürlicher Schutzschild

Viel zu selten denken wir darüber nach, was für ein Meisterwerk unser Körper eigentlich ist. Funktionen, die ganz nebenbei ablaufen, schützen uns vor zu viel Wärme oder Kälte. Was wir gar nicht mitbekommen …
Unter 8 °C vermindert die Haut ihre Talgproduktion – die Grundlage des Säureschutzmantels der Haut. Wie wir Kälte empfinden, das steuern sogenannte in der Haut eingelagerte Kältepunkte. Ist es kalt, zieht die Haut sich zusammen, der Talg wird aus den Poren gepresst. Diese Einfettung der Haut soll den Körper vor Wärmeverlusten schützen.
Auch unser Thermostat im Gehirn wird von diesen Kältepunkten gesteuert. Bei unter 37 °C zieht der Kreislauf die Arterien zusammen. Daraus folgt eine verminderte Durchblutung und unser Körper gibt weniger Wärme ab.

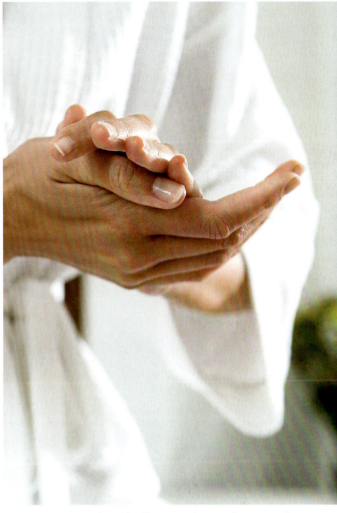

Oben   Im Winter braucht die Haut eine Portion Extrapflege. Mit dem Multitalent Körperöl läuft es wie geschmiert.

Abgestimmte Hautpflege

Peelings sind im zweiwöchigen Rhythmus völlig ausreichend. Von Zusatzpflege kann Winterhaut hingegen gar nicht genug bekommen. Reichhaltige Feuchtigkeitsmasken stärken ihren Schutzmantel und füllen ihre Wasserspeicher wieder auf. Sie entspannen und beruhigen die Haut. Auch Gesichtsmassagen mit Mandel- oder Arganöl tun trockener Winterhaut gut. Sparsam dosiert, ziehen diese Öle rückstandslos ein.

Gehaltvolle Cremes mit pflanzlichen Ölen ähneln der natürlichen Lipidschicht. Sie bieten der Haut jetzt einen natürlichen Schutz, der die hauteigene Feuchtigkeit nicht entweichen lässt. Wässrige Cremes können bei Kälte an der Hautoberfläche gefrieren und winzige Risse in der Haut herbeiführen, die sich leicht entzünden. Die wichtigste Regel für die Winterpflege lautet daher mehr Fett, weniger Wasser (Wasser-in-Öl-Emulsionen). Cremen Sie besonders für Couperose anfällige Haut gut ein.

Cold Cream

60 g Sheabutter | 45 ml Pflanzenöl (z. B. Mandel-, Jojoba- oder Wildrosenöl) | einige Tropfen Sanddornöl | ätherische Öle: 5 Tropfen Rosen-, 3 Tropfen Neroli-, 5 Tropfen Lavendelöl

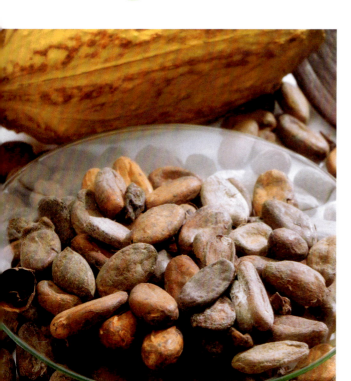

Oben Aus den Kariténüssen wird die wunderbar pflegende Sheabutter hergestellt.

1 Sheabutter mit dem Mixer sehr cremig rühren, das Pflanzenöl in dünnem Strahl einfließen lassen.
2 Mit dem Mixer des Handrührgerätes einige Minuten schaumig schlagen, bis eine Schlagsahne ähnliche Creme entsteht.
3 Sanddornöl und ätherische Öle unterrühren. Diese Wintercreme bildet eine Schutzschicht aus Öl und Wachs gegen den kalten Wind und die Sonne. Auch als Nachtcreme geeignet.

Sonne und Nebel

Nicht nur, dass die Haut in der Winterzeit sensibler auf Sonnenlicht reagiert. Je höher der Berg, desto intensiver die UV-Belastung für die Haut. Lassen Sie sich aber auch im Tal nicht von den grauen Tagen täuschen. UV-Schutz ist ein absolutes Muss, denn gerade Wassertröpfchen im Nebel beziehungsweise Schnee geben ideale Reflektoren ab, die auch an trüben Tagen fühlbar die UV-Belastung für die Haut steigern. Besonders die »Sonnenterrassen« des Gesichtes, also Stirn, Nase und Ohren haben sich eine Extraportion Pflege verdient.

Ölwickel für Hals und Hände

Hals und Hände haben kaum Fett unter der Haut und werden in der kalten Jahreszeit besonders beansprucht.

Wintersaison

Dazu werden wertvolle Öle, wie Rosenöl, Nachtkerzenöl, Mandelöl, Ringelblumenöl mit etwas Sanddornöl und Vitamin E sanft angewärmt und auf den Hals aufgetragen. Legen Sie eine Folie und ein weiches Tuch darüber und dann: Gute Nacht! Über Nacht zieht das Öl gut ein und die Folie bewahrt die Bettwäsche vor schwer zu reinigenden Flecken. Über die Hände eventuell weiche Handschuhe anziehen.

Wasserscheu werden!

Ob Baden, Duschen, Händewaschen oder Wäscheaufhängen – jeder Kontakt mit dem Element Wasser trocknet die Haut jetzt besonders aus. So sehr die Badewanne zum wärmenden Stelldichein einlädt – bleiben Sie standhaft, und stellen Sie sich am besten unter die Dusche. Länger als 15 Minuten darf die Berieselung nicht dauern, und heißes Wasser sollte tabu sein; versuchen Sie es lieber mit einer lauwarmen Dusche. Wenn sie auf ein Bad allerdings gar nicht verzichten mögen, denken Sie an ein rückfettendes Badeöl im Wasser. Verwenden Sie auch Duschöle – die enthaltene Extraportion Lipide kräftigt die trockene Haut im Winter. Trockene Gesichtshaut freut sich über eine schonende Reinigungsmilch anstelle des herkömmlichen Waschgels.

Sauna – heißes Vergnügen

In der kalten Jahreszeit sollte man den Körper vor Krankheitsviren schützen. Eine Möglichkeit ist der regelmäßige Besuch einer Sauna – was halten Sie davon?

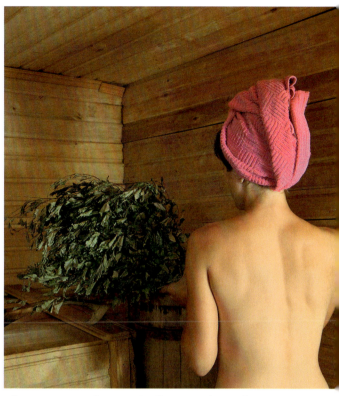

Oben Jetzt tut ein Gang in die Sauna besonders gut. Es ist der ideale Ort um den Alltag hinter sich zu lassen.

Im Gegensatz zum Badewasser muss es in der Sauna heiß sein. Bereits vor mehr als 2000 Jahren war das Prinzip des heilsamen Schwitzens bekannt. Das Saunabaden soll neben der Entspannung auch für Abhärtung sorgen, Krankheiten vorbeugen und den aggressiven Erkältungsviren trotzen. Gehen Sie im Winter regelmäßig in die Sauna, um sich vor Krankheiten zu schützen, oder halten Sie nicht viel davon und bleiben auch so gesund?

Wer hat's erfunden? Die Finnen, denn an nasskalten Herbst- und Wintertagen heizt uns eine Sauna so richtig ein. Es gibt kaum etwas Schöneres, als bei ein paar Stunden im Wärme-

Schön durch die Jahreszeiten

paradies die Haut zum Glühen zu bringen. Danach ist Abkühlung gefragt in Form eiskalter Duschen. Ruheliegen und Fußbäder machen das Wellness-Erlebnis perfekt.

Beim Honig-Aufguss reibt man sich nach dem ersten Aufguss den ganzen Körper mit Honigwasser ein. Der Honig – durch die Wärme sehr flüssig – zieht gut duftend in die Haut ein, wo er hautreinigend und pflegend wirkt. Ein daran anschließendes Salzpeeling, das nach dem Saunen und vor dem Duschen durchgeführt wird, wirkt schweißtreibend und desinfizierend.

Im hohen Norden sind ätherische Ölzusätze kaum üblich. Hier wird entweder mit Wasser oder mit Birkenwasser aufgegossen. Dazu werden einige Birkenzweige für mehrere Stunden in Wasser eingeweicht. Während des Aufgusses schlägt man sich den Körper selbst oder gegenseitig mit den sogenannten Weniks ab. Das verwirbelt die an der Hautoberfläche stehende

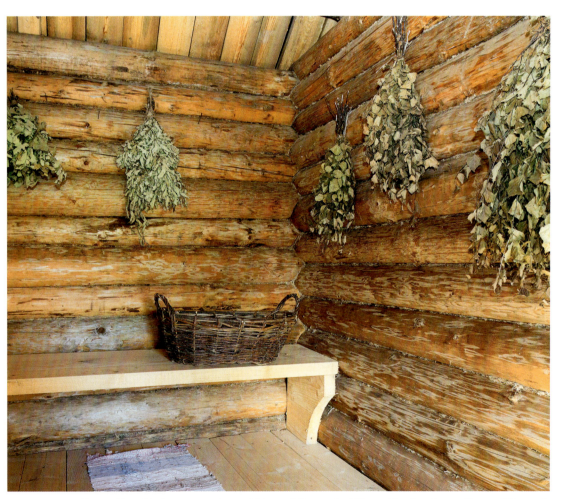

Oben Verschiedene getrocknete Kräuter können im Winter für die eigene Kosmetikherstellung verwendet werden.

Luftschicht, steigert so die Schweißproduktion und wirkt angenehm erfrischend auf den Blutkreislauf. Apropos: Nicht zu lange und zu heiß saunieren!

In Licht baden

Lichtmangel? Wenn sich die Sonne nur selten zeigt, können Sie sie sich durch ein Lichtbad zuhause ersetzen. Mithilfe von Höhensonne, Rotlicht oder Blaulicht bessert sich die Stimmung automatisch.

Morgens fit trotz Erkältung

So ein Mist! Eine Erkältung ist im Anmarsch und morgen müssen Sie fit sein. Ein Geheimtipp gegen eine aufkommende Erkältung ist selbst hergestelltes Salzwasserspray. Auf Ihrem persönlichen Katastrophenplan steht außerdem ein sofortiges Fußbad.

Nasenspray

500 ml Wasser | 1 TL Meersalz

1 Das Wasser zum Kochen bringen, anschließend etwas abkühlen lassen.
2 Das Salz einrühren, bis es sich abgekühlt hat.
3 Die Salzlösung in eine Sprühflasche füllen. Im Kühlschrank aufbewahrt hält sie einige Tage.

Erkältungsfußbad und Massage

5 EL Speisenatron | 5 Tropfen ätherisches Thymianöl | Johanniskrautöl

1 Speisenatron und Öl kommen in das ansteigende Fußbad.
2 Nach 20 Minuten Fußbad massieren Sie Ihre Füße fest mit Johanniskrautöl ein.
Mit Schafwollsocken geht es ab ins Bett, aber nicht ohne eine große Tasse Schafgarbentee. Geben Sie außerdem vier Tropfen ätherisches Thymianöl und drei Tropfen Zitronenöl in die Aromalampe. Dann muss sich Ihre Erkältung warm anziehen!

Auf ins neue Jahr

»Zwischen den Jahren« – um diese Zeit hat das Jahr zwei Gesichter, die jeweils in entgegengesetzte Richtung sehen. Wir erlauben uns gleichzeitig, in das Vergangene und das Zukünftige zu blicken. Der Januar trägt seinen Namen nach Janus, dem römischen Gott der Tordurchgänge.
Erst wenn wir aus der Vergangenheit etwas mitnehmen, gibt uns das Gelernte die Möglichkeit auf eine neue Sicht der Dinge. Unsere Erfahrung führt uns weiter. Sie lässt uns mutiger werden, erlaubt uns, andere Zusammenhänge zu erkennen und macht Lust auf Neues.

Im Rückblick verweilen

Wenn es jetzt noch einige Zeit dauert, bis Sie wieder aus dem Vollen der Natur schöpfen werden, können Sie gleichzeitig getrost auf die Ernte des vergangenen Jahres zurückblicken.
In Form von Cremes, Bädern und Hydrolaten holen Sie sich mitten im Winter wärmende Frühlingsgedanken, duftende Sommererinnerungen und stürmische Herbsttage ins Gedächtnis und damit in Ihr Umfeld.

Schön durch die Jahreszeiten

Dem Neuen entgegen

Der andere Blick ist allerdings in die Zukunft gerichtet. Wir hoffen, dass wir mit diesem Buch Ihre Neugier auf neue Schönheitsmittel aus der Natur geweckt haben und Ihnen unser Erfahrungsschatz dabei eine Hilfe bietet. Wir sind uns sicher, dass Sie in diesem Buch einen guten Begleiter gefunden haben und finden werden, um mit seiner Unterstützung neue Projekte im Zeichen Ihrer Schönheit anzugehen. Möglichkeiten im Einklang mit dem Körper zu arbeiten, gibt es viele. Wir wünschen Ihnen dabei viel Spaß und gutes Gelingen!

Rauchzeichen

Lange bevor es möglich war, duftende Essenzen durch Destillation zu gewinnen, setzte man Pflanzendüfte *per fumum* (lat. durch den Rauch) frei. Das Wort Parfum kommt daher. Hölzer, Harze und Kräuter wurden auf heiße Steine oder auf sanfte Glut gelegt. Räuchern wurde zur »duftenden Post«, mit der man Wünsche und Gebete gen Himmel zu den Göttern schickte.

Lange Winternächte inspirierten unsere Vorfahren. Im Heulen des Winterwindes glaubte man die Begleitmusik der Dämonen auf der Suche nach verirrten Seelen zu erkennen. Rituale wie das Räuchern wirkten dagegen. Noch heute werden in Österreich und der Schweiz mancherorts die Häuser ausgeräuchert, um Mensch und Vieh zu segnen und vor Krankheiten zu bewahren und auch viele Weihnachtsbräuche »riechen« sehr nach den heidnischen Ursprüngen.

Das Räuchern wurde schon in vorchristlicher Zeit für religiöse, magische und heilende Zwecke verwendet. Stark duftende Zweige wurden von Persern, Griechen und Römern und im Mittelalter in Krankenzimmern und bei Ausbruch von Epidemien verbrannt, allen voran der Wacholder. Seine Kraft ist ungebrochen, sanft und effektiv dezimiert er noch heute Krankheitskeime in Zeiten von Erkältung und verschnupfter Nase.

Räuchermischung Advent

1 Teil Tannennadeln | 1 Teil getrocknete Apfelschalen, klein geschnitten | ½ Teil abgeriebene Schale einer Orange | ½ Teil Fichtenharz oder Copal | 1 Prise Zimt | 1 Prise Nelke | 1 Prise Tonkabohne

1 Alle grobe Zutaten werden fein zerkleinert und mit den Gewürzen gemischt.
2 Die Räuchermischung in eine Räucherschale geben.

Die Fenster im Haus sollten beim Räuchern geöffnet sein, denn das, was dem Rauch entflieht, sollte nach draußen können.

Räuchermischung für Raunächte

1 Teil Beifuss | 1 Teil Engelwurzsamen | 1 Teil Fichtenharz | 1 Teil Salbei | 1 Teil Wacholderbeeren und -nadeln

1 Zutaten im Mörser zermahlen.
2 Jeweils eine Prise auf ein Stückchen gut verascht Glut streuen, oder für sanfteren Duft mit weniger Rauch ins Räuchersieb geben.

In der Zeit der Raunächte zwischen dem 24. Dezember und dem 5. Januar soll die Räuchermischung böse Geister vertreiben!

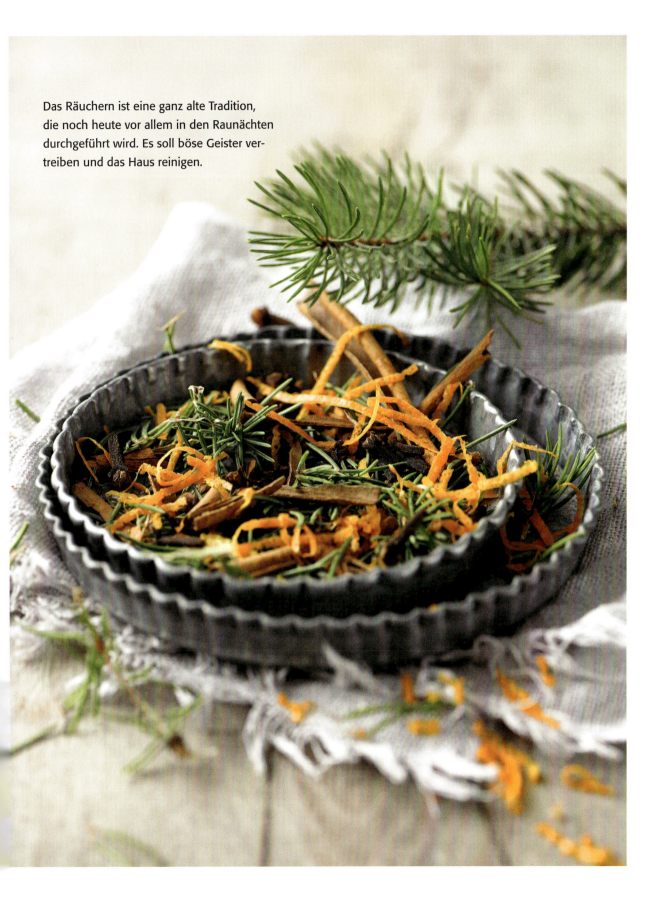

Das Räuchern ist eine ganz alte Tradition, die noch heute vor allem in den Raunächten durchgeführt wird. Es soll böse Geister vertreiben und das Haus reinigen.

Anhang

Stichwortverzeichnis

Abkochung 19
After-Sun-Balsam, kühlender 131
Agar 110
Algen 64, 110, 134
Aloe-Creme 66
Anti-Juckreiz-Roll-on 135
Anti-Stress-Bad 104
Arganöl 42, 149
Armpeeling 59
Ätherisches Öl 19, 87 ff., 113
Augenkompresse 49
Auszug, alkoholisch 19
Auszugsöl 17
Avocadoöl 42, 70, 111

Bademischung »Wochenende« 82
Badepraline 47
Badesalz 81 f., 103, 134
Balsam 16
Bananenmaske 137
Basisöl 42 ff.
Beautymix 100
Bewegung 101
Bier für's Haar 111
Birnen-Joghurt-Maske 142
Body Cream 121
Bodylotion, erfrischende 64
Body-Peeling 106

Cold Cream 150
Collagen 18, 126
Corium 27
Couperose 27
Creme 16 f.

Dermis 27, 126
Distelöl 43
Duftessig für blondes Haar 53
– für braunes Haar 53
– für weißes Haar 53
Duftlampe 87 f.

Duschgel, belebendes 36
Duschgel, fruchtiges 36

Efeuöl gegen Cellulite 58
Einphasige Salbe 14
Emulgator 17
Emulsan 17
Emulsionstyp 14
Energie-Auftankbad 104
Epidermis 27, 126
Erkältungsfußbad 146, 153
Essenz 19
Essig-Spezialspülung 52
Essigvielfalt 133
Extrakt 19

Fluid-Lecithin Super 17
Frischluftkur 122
Fußbad bei drohender Erkältung 146
Fußbad nach einem langen Tag 80

Gänseblümchencreme 123
Gel 14
Gesichtscreme 64, 91, 113
Gesichtscreme für normale bis pflegeleichte Haut 39
Gesichtscreme für trockene bis reife Haut 39
Gesichtsgymnastik 113
Gesichtslotion für fettige bis unreine Haut 35
Gesichtsmaske mit Agar 110
– mit Avocado 110
– mit Banane 109
– mit Erdbeere 122
– mit Kakao 109
– mit Kaolin 110
– mit Papaya 109
Gesichtsmaske, schnelle 121
Gesichtsmassage 113

Gesichtspackung für sonnengestresste, trockene Haut 128
Gesichtspackung für trockene Haut 108
Gesichtsspray 132
Gesichtswasser für normale Haut 35
Granatapfelsamenöl 43
Guacamole 110
Gute-Laune-Öl mit Lavendel 115

Haarwasser, duftendes 53
Haltbarkeit 13
Hand- und Fußcreme, reichhaltige 138
Hanföl 43
Haselnussöl 43
Hauttest 31
Hauttyp 28 ff.
Heilerde 73
Heilerde-Maske für unreine Haut 138
Hennawäsche, pflegende 111
Holunderblütenlotion 41, 120
Holunderblütensalbe 121
Honighaarfestiger 53
Honigpeeling, sanftes 140
Honig-Quark-Maske 108
Hornschicht 18, 28
Hot Whiskey 146
Hydrolate 14, 17, 20

Joghurt-Mohn-Peeling 106
Johanniskraut 128
Jojobaöl 43

Kamille 21, 52
Kaolin 110
Karotten-Sanddornöl 127
Kokosöl 44
Körper- und Massageöl 85, 115
Körperbutter, sommerliche 127

156

Stichwortverzeichnis

Körpermilch, sommerleichte 128
Körperöl für eine sinnliche Partnermassage 85
– für empfindliche Haut 85
– für innere Ruhe 85
Körperöl zum nach Hause kommen 85
Kräuterauszug, wässriger 19
Kräuterkompresse 30
Kräuteröl mit Frischewirkung 71
Kräuter-Ölauszüge 19
Kräutersäckchen für die Wanne 103
Kräutertinktur 52
Kräuter-Trockenshampoo 71
Kürbis-Honig-Maske 143

Lamecreme 17
Lanolin 16
Lavendel 89
Lavendelessig 104
Lavendelfußbad 80
Lecithin 17
Lecithin Super 17
Lederhaut 27, 30
Leinöl 44
Lipgloss, pflegender 75
Liposom 18
Lippenpflege für spröde Lippen 75
Lippenpflegecreme 48
Lippenpflegestift 140
Lotion 16 f.

Macadamia-Nussöl 44
Mandelöl 45
Maniküre 55
Maske für erweiterte Äderchen 73
Maske für unreine Haut 74
Maske, straffende 74
Massage 112 f.
Massageöl 114 f.
Mazerat 19
Meersalz 134

Meerwasserdampf 134
Milchbad 104
Molkebad »Himmelblau« 123

Nachtcreme »Schöne Sennerin« 129
Nachtcreme für trockene Haut 132
Nachtkerzenöl 45
Nagelöl 55, 111
Nagelpflege 54 f.
Nasenspray 153
Notfallöl 128

Oberhaut 27
Öl-in-Wasser-Emulsionen 14, 17
Olivenöl 45
Olivenölpackung 52
Olivenseife 33
Ölwickel für Hals und Hände 150

Papaya-Peeling, sanftes 106
Paste 14
Peeling 105
Pflanzen-Destille 20
Pflegecreme für trockene bis schuppige Haut 41

Quark-Öl-Maske 74
Quitten-Gel 142

Räuchermischung Advent 154
Reinigung 32 ff.
Reinigungsmilch 33
Rhabarber-Wasser 59
Rose 132, 140
Rosenbalsam 132
Rosenessig 133
Rosenhydrolat 21
Rosmarin-Sahne-Wickel 59
Rosmarinshampoo 37

Salbe 14
Sanddorn 142
Sanddornöl 46

Sauna 151
Säureschutzmantel 27
Schafgarbe 20 f., 55
Schlafkissen 93
Schlummertrunk 92
Schnellkur bei spröden Haarspitzen 131
Schönheitsölwickel 57
Schuppe 29, 50
Schwarzkümmelöl 46
Seife 22
Sesamöl 46, 139
Shampoo 36
Sommerpflege für naturkraus und lange Haare 131
Sommersprosse 129
Sonnenblumenöl 46
Sonnenschutz 126
Spitzwegerich 135
Subcutis 27

Tee 19
Tegomuls 17
Tensid 22
Thalasso-Therapie 134
Thymian 9, 21
Thymian-Knoblauch-Fußbad 144
Thymian-Knoblauch-Fußpuder 145
Tinktur 14, 19
Traubenkernöl 46
Unterhaut 27, 46

Wannenbad, entspannendes 81
Wannenbad, erholsames 81
Wassertreten 79
Weintraube 142
Weizenkeimöl 47
Weizenkleie-Packung 137
Wildrosenöl 47

Zahnputzpulver 48
Zitronenseife, belebende 63

Anhang

Nützliche Adressen

Viel Freude beim Ausprobieren und gutes Gelingen!

Ätherische Öle
www.farfalla.ch
www.feeling.at (Reisesets sind wegen der geringeren Mengen gut für den Start)
www.manske-shop.com
www.neumond.de
www.primaveralife.com/de/
www.kosmetikmacherei.at

Crashkurse in Sachen Kräuterkosmetik
Sind Reagenzgläser, Ingredienzien und Ofen vorbereitet, folgt die Lektion im richtigen Rühren.
www.wildkraeuterei.at (Helga Tenne)
www.kraeuterhuegel.at
www.aromazentrum.de

Destillen
schmickl@aetherischesoel.at (Dr. Helge Schmickl)
www.holzeis.com (Firma Holzeis, Kellereibedarf)
www.natur-rohstoffladen.at (Natur-Rohstoffladen, Frau Olesya Koch)
www.destillatio.de

Emulgatoren
www.natur-rohstoffladen.at
www.kosmetikmacherei.at
www.spinnrad.de

Pflanzenöle
Die hautpflegenden Zutaten finden Sie im Reformhaus, beim Biobauern oder aber in speziellen Online-Shops wie:
www.fandler.at
www.pflanzenoel.ch

Kosmetische Rohstoffe
www.art-of-beauty.at
www.kosmetikmacherei.at
www.manske-shop.com
www.natur-rohstoffladen.at

Literatur

Dittmeier-Ditzel, Erika, Weidenweber, Christine: *Die Land-Apotheke: Heilen und pflegen nach alter Tradition*. BLV Buchverlag, München 2013.

Faber, Stephanie: *Kräuterkosmetik: 200 Schönheitsrezepte zum Selbermachen*. Heyne Verlag, München 1999.

Käser, Heike: *Naturkosmetik selber machen: Das Handbuch*. Freya Verlag, Linz 2012.

Kleindienst-John, Ingrid: *Hydrolate: Sanfte Heilkräfte aus dem Pflanzenwasser*. Freya Verlag, Linz 2012.

Stadelmann, Ingeborg: *Bewährte Aromamischungen: Mit ätherischen Ölen leben – gebären – sterben*. Verlag Stadelmann, Wiggensbach 2006.

Tisch, Walheide: *Alpenkosmetik: Naturschönheit – Rezepte*. Freya Verlag, Linz 2011.

Weidinger, Hermann-Josef: *Sprich mit deiner Haut: Der Kräuterpfarrer und die Hautpflege*. Verlag Freunde der Heilkräuter, Karlstein 1986.

Bildnachweis:
Alex Cofaru – shutterstock.com: 8; Andres Rodriguez – Fotolia.com: 101; Anterovium – Fotolia.com: 148; Antholz: 10, 12, 15, 16, 17, 18, 20, 21, 23, 34, 35, 37, 38, 40, 41, 44, 48, 58, 67, 74, 80, 92, 99, 109, 120, 131, 136, 141, 142; Beneš-Oeller: 91, 93, 123, 129, 137, 144; Elena Elisseeva – shutterstock.com: 86; Flora Press/Botanical Images: 9; Flora Press/The Garden Collection/Michelle Garrett: 82; Flora Press/Visions: 89; Flora Press: 53, 103; FotograFFF – shutterstock.com: 152; Heike Rau – shutterstock.com: 47; Hetizia – Fotolia.com: 118; Igor Sokolov – Fotolia.com: 97; Ina Schoenrock – Fotolia.com: 36; Iurii Konoval – 123rf.com: 94/95; JackF – Fotolia.com: 151; luisapuccini – Fotolia.com: 1, 121; marco mayer – shutterstock.com: 84; Marco2811 – Fotolia.com: 127; mauritius images/age: 105, 134; mauritius images/ANP Photo: 60/61; mauritius images/corbis: 63; mauritius images/Cultura: 75; mauritius images/emotive images: 62, 78, 107; mauritius images/Food and Drink: 59; mauritius images/foodcollection: 43; mauritius images/Garden World Images: 45, 119; mauritius images/Herbert Kehrer: 76/77; mauritius images/ib/Creativ Studio Heinemann: 150; mauritius images/ib/G_Hanke: 116/117; mauritius images/ib/Jeff Tzu-chao Lin: 55; mauritius images/ib/jpb: 96; mauritius images/Image Source: 73, 149; mauritius images/Oredia: 70; mauritius images/P. Widmann: 29, 126; mauritius images/Photononstop: 112; mauritius images/Pierre Bourrier: 32, 51, 108; mauritius images/Radius Images: 6/7; mauritius images/SELF: 54; mauritius images/Simone Fichtl: 87; mauritius images/STOCK4B: 90; mauritius images/STOCK4B-RF: 124; mauritius images/Tetra Images: 102; mauritius images/United Archives: 26, 56, 68, 88; mauritius images/Visions Pictures: 69; mauritius images/Westend61: 111, 115, 130, 139; mythja – shutterstock.com: 72; OlegD – Fotolia.com: 125; Peredniankina – Fotolia.com: 147; PhotoSG – Fotolia.com: 65, 66; Strauß: 2/3; Thomas Francois – Fotolia.com: 143; tina7si – Fotolia.com: 114; Vasileios Karafillidis – 123rf.com: 24/25; victoria p. – Fotolia.com: 133; www.imago-natura.de: 31

Über die Autorin

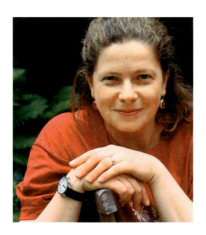

Die Liebe zu den Pflanzen ist ihr in die Wiege gelegt. Dipl. Ing. Margit Beneš-Oeller studierte Landschaftsplanung und -pflege an der Universität für Bodenkultur Wien. Lange arbeitete sie als freischaffende Gartenarchitektin. Daneben erweiterte sie seit 2002 als Fachautorin und Chefredakteurin für Printmedien stetig ihren Erfahrungsschatz rund um das vielfältige Thema Garten. Ihr besonderes Interesse gilt dabei Naturgärten, Kräuter, Floristik und Naturkosmetik wo sie ihren langjährigen Erfahrungsschatz immer noch leidenschaftlich weiter vertieft.

Impressum

Bibliografische Information der Deutschen Nationalbibliothek
Die Deutsche Nationalbibliothek verzeichnet diese Publikation in der Deutschen Nationalbibliografie; detaillierte bibliografische Daten sind im Internet über http://dnb.d-nb.de abrufbar.

Ein herzliches Dankeschön an Helga Tenne, von der ein Großteil der genannten Rezepte stammt (www.wildkraeuterei.at).

 BLV Buchverlag GmbH & Co. KG
80797 München

© 2014 BLV Buchverlag GmbH & Co. KG, München

Das Werk einschließlich aller seiner Teile ist urheberrechtlich geschützt. Jede Verwertung außerhalb der engen Grenzen des Urheberrechtsgesetzes ist ohne Zustimmung des Verlags unzulässig und strafbar. Das gilt insbesondere für Vervielfältigungen, Übersetzungen, Mikroverfilmungen und die Einspeicherung und Verarbeitung in elektronischen Systemen.

Umschlagkonzeption: Eva Schneider
Umschlagfotos: Frauke Antholz

Lektorat: Christine Weidenweber
Herstellung: Ruth Bost
Layoutkonzept Innenteil: griesbeckdesign, München
Satz: Satz+Layout Fruth GmbH, München

Gedruckt auf chlorfrei gebleichtem Papier

Printed in Germany
ISBN 978-3-8354-1216-3

Hinweis
Das vorliegende Buch wurde sorgfältig erarbeitet. Dennoch erfolgen alle Angaben ohne Gewähr. Weder Autorin noch Verlag können für eventuelle Nachteile oder Schäden, die aus den im Buch vorgestellten Informationen resultieren, eine Haftung übernehmen.

Von Rosenmuffins bis Lavendelseife

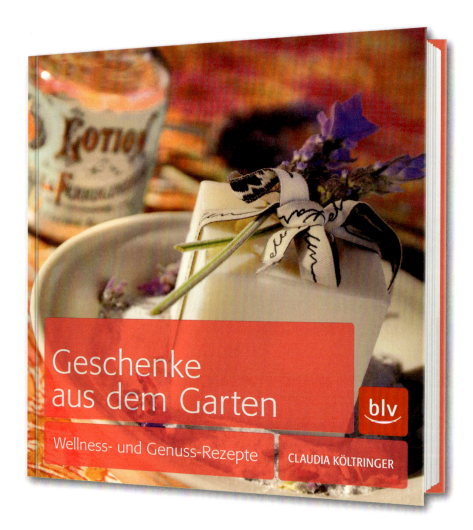

Claudia Költringer
Geschenke aus dem Garten
Kulinarische Geschenke: Marmeladen, Tees, Liköre, Süßigkeiten, Gewürzmischungen und mehr · Duftende Kreationen für die Schönheit – z.B. pflegende Öle, Blütenseifen und Badezusätze · Gartenkräuter in Kurzporträts und ihre Verwendung für die Geschenkideen · Viele Tipps und Kniffe für dekorative Verpackungen.
ISBN 978-3-8354-1107-4

www.blv.de